德國醫學博士
佩特拉‧布拉赫特——著

DR. MED. PETRA BRACHT

譯——史碩怡

間歇性斷食聖經

16 Stunden täglich zu fasten bedarf anfänglich etwas Umgewöhnung, aber nach spätestens zehn Tagen beginnt die Gewohnheit zu greifen. Und innerhalb von acht Stunden zwei- bis dreimal zu essen ist dann Genuss pur.

(INTERVALLFASTEN)

Für ein langes Leben - schlank und gesund

Endlich wieder spüren, dass man Hunger hat, wesentlich intensiver schmecken, Sättigung verspüren, total leistungsfähig sein, egal ob im Job oder Sport und nebenbei noch Übergewicht abbauen – wer möchte das nicht?

斷食 × 蔬食 × 運動的14天排毒計畫

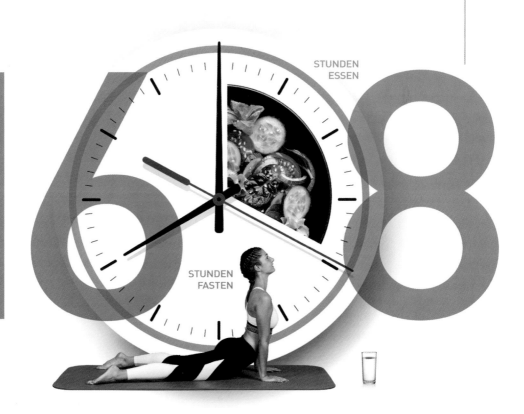

16
8

STUNDEN
ESSEN

STUNDEN
FASTEN

【專文推薦】
現在就開始斷絕「生活習慣病」吧！

侯鐘堡

　　常在看我文章的人，會知道我很少分享營養、減肥的文章。而且我很少談高血壓、糖尿病、高血脂等問題。為什麼呢？當然不單純因為我是復健科醫師，不喜歡開藥給患者，以運動、復健為主。

　　而是我認為：這些三高毛病都是「生活習慣病」。

　　「生活習慣病」這個詞源於日本，我認為說明得非常貼切。「生活習慣病」的致病原，不是基因、不是體質，而是你的生活習慣不好！生活習慣不好，怎麼會靠藥物調整你的血壓、血脂肪呢？當然要靠健康的飲食，以及運動的習慣啊！

　　而間歇性斷食、運動、多吃蔬果，這三件事就可以斷絕所謂的「生活習慣病」。

　　「我們太常吃又吃得太多了！」這是本書作者告訴我們的話。

　　在沒有實行間歇性斷食前，我即使早餐吃了許多，每次十一點多我就會焦躁地看著時鐘，想著中午要吃飯了沒？便當來了沒？我超級餓了！吃晚餐前不到六點，也是肚子餓到要去尋找零食，因為我「又」超級餓了！這種被飢餓感綁架的情緒真的很差。

　　然而，吃太多，只有當下十分鐘很滿足，但隨著體重直線上升，看著鏡子裡的自己擴張，馬上又有罪惡感。有人會呼喊著：「並不是我願意吃那麼多，而是我很餓啊！」

　　對於這種飢餓感、罪惡感交雜的情緒，我有很深的經歷與體驗。而這本書告訴我們：解決方案來了！

　　開始間歇性斷食之後，神奇的是你會發現，其實有時候──

　　「不吃東西，反而比較不餓！」

　　「不吃東西，不會被食物綁架！」

「不吃東西，頭腦反而更清醒，工作效率更是好得多！」

書中介紹了許多斷食方法，而我推崇採用的是最安全、簡單易行的「十六小時間歇性斷食」。或許你從沒想過不被食物綁架是多麼輕鬆快樂的事情，下次看到時鐘指到十二點、下午六點，而你肚子還不餓，那是極有成就感、超快樂的事！

而且，實行間歇性斷食，不用怕吃得太少、熱量不夠。因為……看看你肚子上的油，一定夠你一個月不吃飯都不會餓死的。

開始間歇性斷食後，你可能會在嘗試的前一、兩次感覺挫折，覺得十六小時太漫長，又太容易感覺肚子餓了。我告訴你一個私傳祕訣：減少餐中的碳水化合物、多吃蛋白質、吃好的油、多喝水、多喝綠茶、多喝好的咖啡。

這幾個簡單卻超重要的祕密，快點抄起來，不要讓你一起減重的同事看到。因為這是會讓你成功暴瘦的祕訣！

有部分的人說：那生酮飲食呢？聽說搭配間歇性斷食更加有效！堡醫師以自己人體實驗過，長期生酮飲食，伴隨著一定的危險性，且對於知識量要求更高得多。說實在，每隔一陣子就會聽說吃生酮飲食的人發生了什麼憾事，真是風險很高。

如果你對人體了解不夠深，對自己身體的代謝狀況、抽血等生化指數的掌握度也不高，生酮飲食是有可能會吃出問題的！

然而間歇性斷食並沒有相對應的風險，很值得一般人、想減重的人、期望擁有更健康生活的人嘗試。本書提倡的16/8小時原則，就是確切實行的方法。快點翻開來按表操課吧！

附註：

本書中有一些小問題，但瑕不掩瑜。譬如關於酸性體質的部分，醫學上已經覺得不要再談論這個，因為人體酸鹼值其實是恆定的。

此外，作者建議減少動物性蛋白質、脂肪的攝取，因為歐洲有嚴重的肉類感染問題。然而我覺得在台灣的肉品品質與來源較之歐美，還是相對安全及健康的。

最後還是要強調：要想長時間斷食，身體的健康狀態必須要達一定程度以上的水準，得要很了解自己的身體狀況再去執行。畢竟作者是醫生，我也

是醫生，對人體的了解狀況不同於一般人，一旦身體產生狀況時，可以迅速排除問題而安全許多。

　　因此，如果你的身體已經有一些代謝問題，特別是糖尿病、常常低血糖的患者，這些斷食方法可能都不適合你。如果你真的很想嘗試，務必與你的主治醫師討論可行性。

（本文作者為復健專科醫師、超級鐵人三項選手）

【專文推薦】

利用現代醫學尋找最適合人類基因的生活方式

陳俊旭

　　最近幾年，間歇性斷食從美國夯到台灣，其實，不管是為期數天的清水斷食，或是短短十幾個小時的間歇性斷食，在人類歷史上，都不算什麼新鮮事。

　　原始人的生活，其實不是三餐準時開飯，家裡也不是永遠都有食物可吃，他們每天可能要打獵或採集，才能勉強填飽肚子，所以原始人經常執行間歇性斷食。一旦遇到乾旱、水患、蟲害、戰爭，就要被迫進入長期斷食狀態。

　　所有的動物，為了要能存活，都「天生具備」或「逐漸演化」能適應各種狀態的能力。飽食時，趕緊增長肌肉或肥肉（二者取決於運動量多寡與進食營養比例）、以及忙著繁衍下一代。斷食時，生殖力會下降，活命要緊，先顧好身體，所以會啟動清理與修復的生理機制，把身體調回最佳狀態。所以，不管飽食或饑荒，人類都可因應環境的變化，而產生對自己有利的生理反應。大自然有一年四季的變化，物產有豐盛與欠缺的循環，原始人就在這樣的消長當中，存活了下來。

　　進入農業社會，人類終於可以吃飽，並開始大量繁衍。進入工商業社會之後，每天固定吃三餐，把斷食視為不健康的危險行為，疏忽了這個有益身心的養生方法。飽食終日的結果，少了斷食所產生的自噬機制，身體當然容易藏汙納垢，百病叢生。

　　很高興看到這本書對間歇性斷食有清楚的介紹，讓大家不再對斷食感到害怕，也希望藉此可逆轉一些現代文明病。書中有很多地方我很有共鳴，但也有些地方，我有不同看法，例如生酮和低醣飲食，若執行正確，其實對身體有很大幫助，若能和斷食搭配，會有「如虎添翼」般的效果。作者說肉類會導致慢性病，這一點我比較不能認同，其實原始人是雜食動物，看到什麼吃什麼，有些地區全蔬果，有些地區是全肉食，身體都能適應。

　　書上提到阿金飲食可以生酮，這可未必，因為蛋白質吃太多，有可能轉

為葡萄糖，就不容易生酮。作者鼓勵無糖的高碳水化合物飲食，這一點我還是認為要小心，因為碳水化合物就是碳水化合物，除了纖維之外，進入體內就會轉換成葡萄糖。書中提到大腦和紅血球只能依賴葡萄糖為生，所以強調高碳水化合物飲食的必要性，其實，除了極少部位的腦細胞，整個大腦的最愛是酮體，葡萄糖只是優先能源罷了。紅血球若真的需要葡萄糖，靠脂肪和蛋白質的醣質新生（gluconeogenesis）也就就足夠了。

最後我們來提一個很有爭議性的問題。書中提到斷食會降低膽固醇，並因此減少心腦血管疾病的風險。這一點雖是醫界目前的共識，但卻與事實有些差距，仍有待觀察。

1999年發表在《營養學期刊》（*The Journal of Nutrition*）的一個研究完全顛覆這個思維。十個非肥胖的人，清水斷食七天後，總膽固醇從189升高到260，低密度脂蛋白膽固醇（LDL）從112升高到190。怎麼會這樣呢？沒吃東西怎會升高膽固醇呢？這個實驗透露兩個重要訊息：第一，體內膽固醇與吃下多少膽固醇無關，否則未進食怎會升高膽固醇？第二，斷食兩、三天後，身體進入生酮狀態，全身細胞已從燃燒葡萄糖轉成燃燒酮體，也就是燃燒脂肪，所以，血液中的LDL忙著把三酸甘油酯（由脂肪分解而來）和膽固醇從肝臟運送到肌肉和各大器官所使用，忙得要命，所以總膽固醇和LDL當然會升高，而這個現象對身體是有益的，可以逆轉很多疾病，包括肥胖、糖尿病、心腦血管疾病。執行生酮飲食的人大約三分之一也會有膽固醇上升的現象，和斷食時的機制是一樣的，通常是非肥胖的人，很多人不清楚這一點，看到抽血報告後心裡不安，其實是多慮了。

既然講到膽固醇，我再提一個新觀點。目前主流醫學還是認為動脈硬化斑塊是膽固醇太高所造成，但其實越來越多研究已證實膽固醇不是問題，而是胰島素抗性與同半胱氨酸過高所致。

現代醫學雖然進步，但還有很多改善空間，尤其在養生這個領域，我們應該多觀察自然界的生態與原始人的生活，運用現代醫學知識去分析與歸納，到底怎樣的飲食與生活型態才最適合人類基因？若能洞悉此一奧祕，我們就能活得健康長壽，無病到老，享受高品質生活，人人發揮潛能！與大家共勉之。

（本文作者為台灣全民健康促進協會理事長）

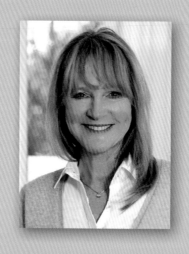

佩特拉・布拉赫特醫學博士

家醫科與自然療法醫生，專攻營養醫學。

「除了吃下去的食物很重要，
進食的時機和方式也不容小覷！」

前言

間歇性斷食讓人活力充沛、健康滿點

　　間歇性斷食這個主題首次在營養醫學界嶄露頭角，對我來說是莫大的成就。我在這個領域積累多年的知識與經驗，終於獲得了科學研究證實，不再備受質疑。同時，媒體也日益關注這個主題，希望知道我的研究為患者帶來了哪些顯著改變。經過一段時間的討論後，大家的懷疑終於漸漸消除，而來自醫學界同仁的批評聲浪也逐漸減弱，他們慢慢願意承認自己在這方面的知識確實不足。

　　儘管如此，因為目前還沒有太多長期的人體研究，科學家還是持保留態度，畢竟他們不像我已有整整三十年經驗。但就算是最死忠的懷疑論者也不得不豎耳細聽，因為這些研究成果確實好得令人難以置信，我將透過本書一一揭露。接下來就看各位自己決定，是不是要再等好幾年才願意放手嘗試這個難得機會，因為醫學、科學界雖然坐擁豐富資源，但可能還要等上很久，才會和大家分享這個營養策略。

　　我的許多患者已親身體驗過這個斷食法，現在只有你自己可以決定，是否要身體力行、勇敢嘗試。請把握這個難能可貴的機會，每個人的身體都獨一無二，只要加入這場令人期待的「生命實驗」，就能讓人生旅程更加精彩。

　　一定要相信自己做得到！

Dr. Petra Bracht

佩特拉‧布拉赫特醫學博士

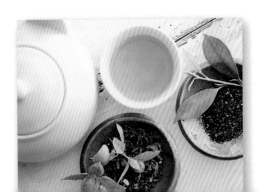

【專文推薦】 現在就開始斷絕「生活習慣病」吧！ 侯鐘堡 03
【專文推薦】 利用現代醫學尋找最適合人類基因的生活方式 陳俊旭 06
【前言】 間歇性斷食讓人活力充沛、健康滿點 09

理論篇

健康的萬靈丹——間歇性斷食

斷食創造奇蹟 14

延伸小知識：各種斷食法 18

是時候整理醫藥箱了 20

延伸小知識：健康配方：間歇性斷食搭配飲食和運動 23

我們太常吃又吃得太多 24

身體在斷食時的變化 28

延伸小知識：腸道掌管我們的情緒和健康 36

間歇性斷食功效大解密 42

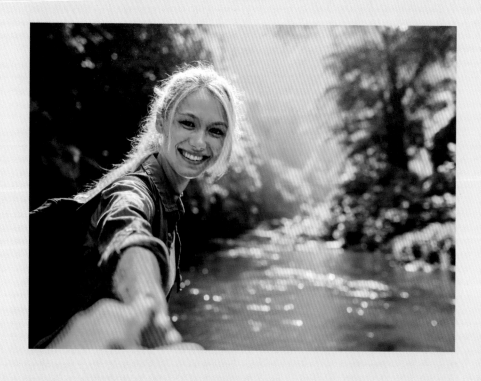

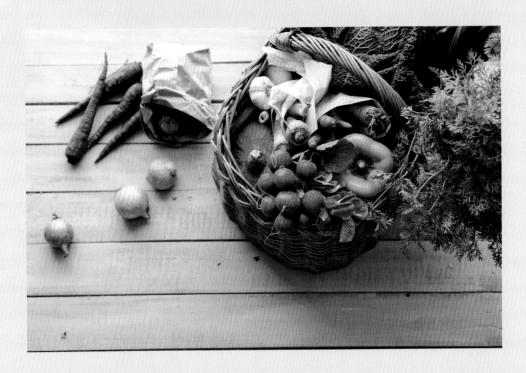

實戰篇

健康人生的公式：蔬食斷食＋運動

植物性和動物性營養比一比   58

延伸小知識：我們可以吃動物嗎？   60

延伸小知識：這樣吃，心血管最健康   69

生命的根基：吃、喝、動   74

間歇性斷食：心動不如馬上行動

用運動啟動斷食的渦輪   82

延伸小知識：運動前注意事項   84

十四天全面升級計畫   110

未來展望   142

致謝   144

附錄一　十四天採買清單   145

附錄二　食物儲藏櫃   149

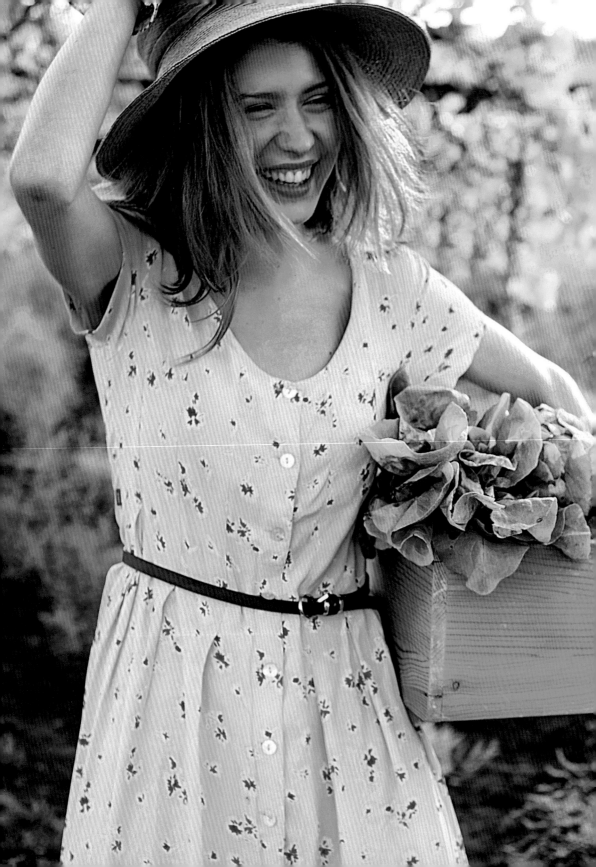

理論篇

健康的萬靈丹——間歇性斷食

多年執業經驗讓我得以清楚掌握斷食的療效，
而你也會透過本書了解背後原理，
以及間歇性斷食能為身體帶來什麼改變。

斷食創造奇蹟⋯⋯⋯⋯⋯⋯⋯⋯⋯⋯⋯⋯ 014

是時候整理醫藥箱了⋯⋯⋯⋯⋯⋯⋯⋯⋯ 020

我們太常吃又吃得太多⋯⋯⋯⋯⋯⋯⋯⋯ 024

身體在斷食時的變化⋯⋯⋯⋯⋯⋯⋯⋯⋯ 028

間歇性斷食功效大解密⋯⋯⋯⋯⋯⋯⋯⋯ 042

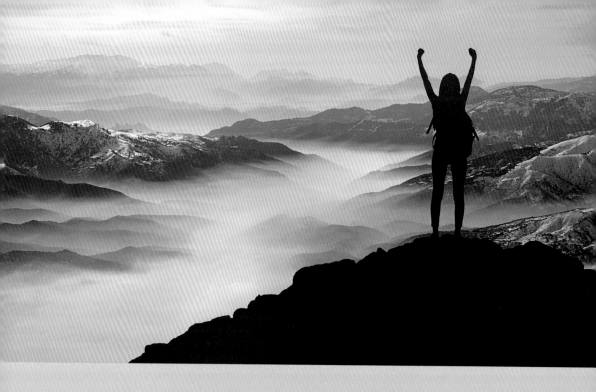

斷食創造奇蹟

斷食的歷史跟人類一樣淵遠流長，幾乎深植於我們的基因當中。斷食對健康和壽命具有絕妙功效，就像魔法靈藥一樣。當然，這或許也是為了讓我們不要忘記人類在緊急情況下的飢餓感受。

許多宗教都有所謂的齋戒期，但即便如此，斷食在某種程度上還是備受爭議。自然療法的支持者對斷食的療效深信不疑，但還是有些醫生不承認斷食療法，甚至認為有害健康，因此讓想嘗試此法的患者感到不安。

但時代不一樣了，斷食已洗脫罪名，最新的研究成果更讓大家對斷食刮目相看（請見第二十八至四十一頁）。斷食對健康的長壽人生有著數不清、難以想像的影響力，其中以間歇性斷食的效果最佳。

　　而我則是在不知不覺間獲得斷食帶來的諸多好處。我實行間歇性斷食（請見第七十四到一百四十一頁）已超過四十年，之前純粹覺得對自己有效，但並不知道斷食的眾多助益，因為這些好處一直到近年才獲得證實。這些年來，我一直默默自己進行斷食，這表示早上不能吃早餐、不能和同事喝飲料，而且一天只能吃兩餐，有時甚至只有一餐。

　　我過去的飲食習慣並不好，而且就像許多人一樣，只吃家裡習慣吃的東西，包括肉。雖然我從來不喜歡牛奶，覺得那味道令我作嘔，但想到牛奶對健康的好處，我還是會靠喝奶昔、可可，以及吃起司來補充乳製品。

畢業後的學習之旅

　　這樣的習慣在一九九一年突然有了大轉變，當時我已是家庭醫學專科醫生，有天拿到《1200萬人都說有效的吃不胖飲食》（*Fit for Life*）這本書，作者是哈維・戴蒙（Harvey Diamond）和瑪莉琳・戴蒙（Marilyn Diamond）。

資訊補充站：營養醫學和營養科學

　　我在一九九一年認識了我現在的導師兼摯友克勞斯・萊茲曼醫生（Prof. Dr. Claus Leitzmann）。當時，我們兩人都在從事與「Fit-for-Life」運動相關的科學研究。

　　萊茲曼是化學家、微生物學家兼營養學家。他從一九七四年就在基森大學工作，講授開發中國家的營養學相關課程，後來還擔任營養科學學院主任。他著書無數，主題大多關於有益健康且符合永續發展的蔬食飲食。我們一個專攻營養科學，一個專攻營養醫學，剛好合作無間，能夠確實整合每位醫生都應該知道的相關知識和經驗。

　　一直以來，我對自己的所學所做不甚滿意。執業越久，對傳統醫學和在醫學院習得的知識了解越深，反而越覺得這不符合我當醫生的初衷。我希望患者能更對自己負責，就醫是為了尋求治癒方法，而不僅僅是透過藥物來抑制症狀。

　　某天一口氣讀完這本書後，我突然明白了，營養在預防與治療疾病上肯定扮演舉足輕重的角色。那時我還未曾料到這本書會對我的行醫志業帶來如此重大的影響。《1200萬人都說有效的吃不胖飲食》傳達了「自然養生」（Natural Hygiene）運動中的關鍵原則，這項健康運動發源於美國，目標是透過自然的方式和手段來預防疾病。

「Fit-for-Life」原則

　　「Fit-for-Life」最重要的原則就是依循自然的身體循環。因此，我們應該只在中午十二點到晚上八點之間進食，供應身體在晚上八點到凌晨四點之間所需的能量，而身體在凌晨四點到隔天中午十二點可以透過排毒來恢復如初。

　　如果我們因為吃早餐中斷了這個循環（英文的「break-fast」，就是中斷禁食的意思），廢棄物質就會堆積在細胞間質和結締組織中，成為汙染來源。除此之外，我們也應該減少攝取肉類和乳製品，以新鮮蔬菜為主要的食物來源。

重大改變

　　在斷食期間，我清楚感受到體內煥發的青春活力。現在我終於知道為什麼我早上總是不覺得餓，那時我和我先生的飲食內容已有百分之九十五都是蔬食。正因為親身體驗過斷食的驚人功效，我才會馬上將營養醫學融入自己的日常工作。

　　然而，並非所有患者都能接受這種療法。對糖尿病、高血壓或痛風患者來說，每天吃藥還是比改變飲食習慣來得簡單。當然，每個患者都必須為自己負責，如果願意選擇稍微困難的路，試著透過改變飲食來改善某些病症，通常都會大有好轉，甚至因此痊癒。

斷食療法

　　斷食和正確飲食對所有疾病都有所助益，要不是親身經歷過這個療法的神奇效果，我也不會輕易踏上這條路。

　　幾乎所有疾病都會因為健康飲食而好轉。因此當患者準備好，我就會引導他們開始改變飲食習慣，踏上斷食之旅。從那個時間點開始，我就已經是斷食療法最忠實的信徒。

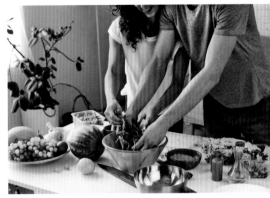

自己動手用天然食材準備餐點，不僅健康又好玩，也才知道自己將哪些食物吃下肚。

間歇性斷食：長時間斷食的替代方法

　　對很多人來說，長時間斷食（請見第十八頁）是難以忍受的事。我先生羅蘭就無法接受長時間斷食，他只試過一次，對他來說是天大的折磨，所以五天後就放棄了。這並不像他，因為我從未見過比他意志更堅定的人。

　　不過，這或許單純是因為他的身體無法配合，由於在長時間斷食期間，他每天還是要鍛練身體八小時以上。在這種情況下，他的心情當然不會好，誰不想同時享受美食又維持健康？所以他想到一個解決辦法──把長時間斷食濃縮成間歇性斷食，從那時開始，他也成了這個方法的忠實信徒。

間歇性斷食：相對輕鬆的飲食調整

　　我的患者跟我先生的看法一樣。雖然一開始每天要斷食十六小時，會有些不習慣，但最多只要十天身體就會適應了。而在斷食後的八小時內，你可以盡情享受二到三餐美食，因為飢餓的關係，食物嚐起來會更加美味，讓人心滿意足。此外，不論在工作或運動方面你都會表現更好，更別提還能減重了。這麼棒的方法，誰不想試試？

　　間歇性斷食的優點還不止於此。間歇性斷食對多數文明病都有預防效果，飽受文明病所苦的人也能透過它改善病情、重獲健康。我陪伴過很多患者嘗試這個療程，每次都覺得自己見證了奇蹟，間歇性斷食只要搭配蔬食飲食和正確運動，就能展現不可思議的強大力量。

各種斷食法

各種斷食法都是一流的保健良方，能啟動身體的自癒力。

長時間斷食

在四十二天內完全不吃東西並不容易，但只要能成功做到，就肯定不會想放棄這種經驗。這種斷食法通常是出於信仰，據說可以離上帝更近，還能讓思緒與靈性更加清明。

間歇性斷食的種種成效，也可見於長時間斷食，只是更辛苦得多。在斷食的七個星期當中，你會特別留意身體的狀況，因此能夠感受到身心的巨大轉變。陳年疾病的症狀會一一浮現，然後一一修復，感官則會像坐雲霄飛車一樣起起伏伏。斷食接近尾聲時，身心靈會慢慢回歸正常，斷食者就如重獲新生。

嘗試過這種斷食法後，生命出現重大改變是很常見的事。我記得我的一位患者在長時間斷食後，決定離開丈夫、工作和宗教團體。她到現在還是會不時斷食，但只會持續五到七天。不過別擔心，像她一樣出現這麼激烈的改變並非常態。

斷食治療

這是最知名的斷食法，在十九世紀由布辛格醫生（Otto Buchinger, 1878-1996）發明（請見第二十六頁）。簡單來說，這種方法會斷食五到七天，也可以持續三十天，在這段期間，斷食者每天最多只能攝取五百大卡的稀釋蔬果汁，但可以視情況加一點蜂蜜。為了促進排便，果汁中還會加入大量的硫酸鎂或硫酸鈉。

布辛格斷食診所的生意一直很好，不少參加過療程的客人每年都會準時報到，原因很簡單：斷食者在療程結束時都覺得自己的身心狀態明顯好轉。然而，千萬別低估數天甚或數週斷食療程帶來的壓力：你的情緒可能會起伏

不定、創造力下滑，甚至失去對生活的熱忱。此時你也容易感到孤立無援、與世隔絕。一開始你不見得每天都能與其他人互動，除非你有一起執行斷食的同伴，因此不建議在平常日執行斷食治療，最好選在休假期間。

相較之下，間歇性斷食最棒的一點，在於具備「一般斷食法」的所有優點，同時又不須挨餓，可以正常進食，而且是順應我們與生俱來的基因特性。

蔬果汁輕斷食

這是我偏好的斷食方式。除了間歇性斷食外，我每年也會執行一到兩次蔬果汁輕斷食。這種方法在平日也可輕鬆進行，每天只要喝兩到三大杯蔬果汁就不會有飢餓感，因此不會遇到斷食前三天最難熬的問題。

白天喝的第一杯蔬果汁會偏甜，第二或第三杯蔬果汁則偏鹹，而且成分大多是蔬菜、沙拉、檸檬，只能加入一點點水果。我們的身體會從蔬果汁中獲得所有重要營養和纖維素，因此能夠幫助排便、培養良好的腸內菌叢。蔬果汁輕斷食執行起來很簡單，你會知道自己吃進許多常見的健康食物，而且非常適合快速減去多餘的贅肉。

在執行蔬果汁輕斷食期間，只要搭配簡單的運動計畫，包括耐力運動、肌力運動以及我們設計的伸展運動，就能有效維持身體活力。接下來即可開始執行間歇性斷食，這時你會覺得每一餐都是無比美味的佳餚，自然而然也會使自己的生活型態煥然一新。

個人經驗分享

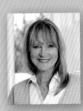

我的斷食方式

我曾經每年至少斷食一次，每次持續七至二十一天，並會嘗試各種不同的斷食法，從喝水斷食到蔬果汁輕斷食都試過。雖然我現在幾乎大部分時間都處於斷食狀態，但一直到幾年前，我才發現第一份與間歇性斷食有關的研究報告。

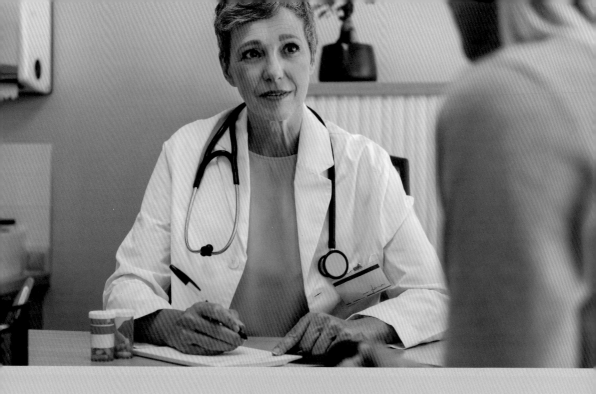

是時候整理醫藥箱了

　　我在自己的診所執業已有三十五年之久，專攻家庭醫學與自然療法。在這段期間，傳統醫學取得了大幅進步，出現許多未曾見過的診斷和記錄方式，可以針對血液、排泄物、內部器官狀態取得詳盡的數值。與此同時，可實際應用在患者身上的藥物、治療儀器、人工關節等治療技術，數量也日益成長。而現在的手術不論在應用範圍和複雜程度上均前所未見，許多器官或生理功能都能用人工器官取而代之。

　　現代醫學的成就實在超乎想像，我們即使因為意外受重傷，都能靠醫學修復，重獲光明未來。失去四肢的患者可以裝上義肢，聽力受損的人則可植入助聽器，就算是生理功能出問題，現在也漸漸能夠透過科學技術彌補。而且生物技術目前仍處於起步階段，未來的發展更是無可限量。以上都是高效醫學（Hochleistungsmedizin）的光明面，就算是我也不願失去這些。

　　可與此同時，各種文明病也快速增加，甚至開始發生在年輕一代身上，其中包括癌症和心血管疾病，緊接著是免疫疾病、風濕、第二型糖尿病以及脂肪肝，這些疾病的根本原因大多是過重。老人痴呆、疼痛、關節磨損以及脊椎穩定性等問題也日益常見，更別忘了還有憂鬱症等心理疾病。儘管現代高效醫學致力於治療這些疾病，包括藥物治療和手術介入，成效仍十分有限。

傳統醫學的限制

　　大家必須明白，想透過藥物和手術打擊這些疾病皆是白費心力，因為治標不治本，造成疾病的根本原因是營養不良和缺乏運動。高效醫學試圖透過生化技術和手術來排除症狀和疼痛，相信如此便可治療疾病，這個假設本身就大錯特錯。

　　實際情況是什麼呢？以目前的研究來看，新陳代謝是造成特定疾病的主因，雖然我們可以透過醫學技術調整相關單一機制，但同時也會破壞整個生物體系的平衡。就像藥品仿單上的副作用，有時可能比藥物本身能解決的症狀更嚴重，而且也無法消滅疾病源頭。

有解決辦法嗎？

　　傳統醫學療法顯然不太適合用來剷除常見的文明病。面對這些疾病，身體勢必需要其他更自然且切合身體機制的生物手段，才能真正改善病因。我們的目標是協助身體發揮固有的強大自癒力，也就是深植於每個人體內的自我調節系統。我將這種自癒力稱為「內在醫生」，它能將我們從疾病中解救出來。

喚醒身體的自癒力

我們可以喚醒身體的自癒力，助其發揮最大潛力，而且通常不需要任何藥物和手術介入。簡言之，我們要避開任何會妨礙身體自行痊癒的外力。

兩大健康支柱

在人類的生命歷程中，有兩個因素自出生以來就干擾著我們與生俱來的自癒力，並可能會在大約五十年後導致不同的疾病。疾病之所以產生，其實就是因為自癒力受到干擾，導致身體健康每況愈下。

第一支柱：飲食。人每天都要吃飯、喝水，可想而知，食物對健康而言舉足輕重。但令人難以理解的是，飲食在當今醫學研究中的分量居然微不足道，實在不可思議。

第二支柱：運動。我們同樣也可以合理推論，人類這個生物體的功能大多取決於其移動方式。古人說得好：「流水不腐，戶樞不蠹。」但在培育醫療專業人士方面，不論是在醫學院、運動醫學或運動科學，運動相關的專門知識都沒有發揮空間；即使是在替代療法和物理治療等領域，運動知識也都未受到重視。

個人經驗分享

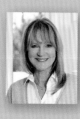

間歇性斷食：長時間斷食的替代方案

當我的患者下定決定要調整飲食，讓自己更健康，我首先會建議他們嘗試斷食一週。但基於不同原因，所有患者一開始都完全無法想像為什麼要斷食。

因此，我會建議患者執行間歇性斷食做為替代方案，但那時我還不知道如何稱呼這個療法。在不斷反覆驗證下，間歇性斷食漸漸成為一種飲食療法，不是暫時性的措施，而是可以一輩子實行的方式，我打從心底如此相信。

延伸小知識

健康配方：間歇性斷食搭配飲食和運動

蔬食飲食、專門運動和間歇性斷食，
三者搭配得當，就能啟動身體的自癒力。

　　只要了解以下三者的關係，就能為自己的健康負起責任，為自癒力做出正確決定。

蔬食飲食

　　身體中的異物分子大多來自我們吃進去的東西，因此你應該吃具有高營養價值的食物，也就是符合人類基因所需的食物。這些食物可以為身體提供絕佳的「建築材料」和養分，讓你獲得充分營養。

加上運動

　　身體必須充分運動，才能有效吸收營養：從各個角度活動關節，就能避免體內的肌肉筋膜僵化；此外，如果要避免疼痛和關節炎等疾病，養分就必須傳送到每個細胞。總而言之，運動不僅能夠提高肌力，還能為人生增添樂趣。

再搭配間歇性斷食！

　　良好飲食加上充分運動，再配合間歇性斷食，就能讓你擁有沒有疼痛的健康長壽人生。

　　我身為醫生的使命，就是將這項知識傳播出去。

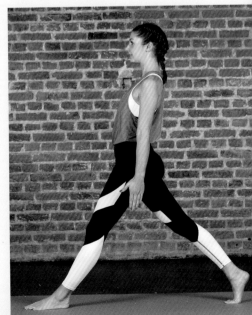

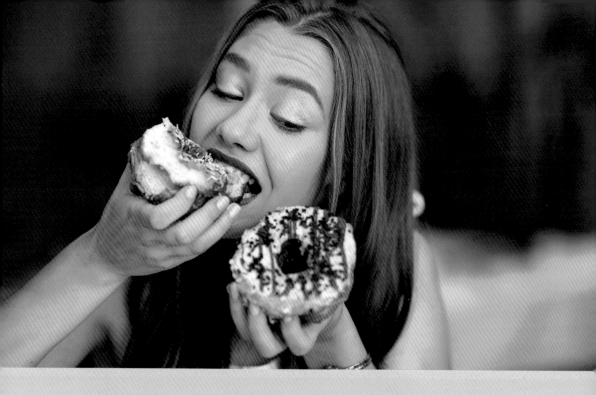

我們太常吃又吃得太多

　　斷食以「飢餓期」（又稱「強制禁食」）的形式根植在我們的基因中，這是身體與生俱來的絕妙機制，能夠確保物種存活。沒東西吃的時候，身體就會趁機清理、修復組織，還會啟動各種驚人機制（請見第二十八至四十一頁）。

　　人類在飢餓期時，生育力會下降，因此嬰兒的出生率也會下降，如此才能確保成人獲得充足的食物。當食物供應增加時，人類的身體會更加強壯，生育力就會上升，嬰兒的出生率也隨之上升。就這樣，糧食供應時而充足、時而短缺，所謂的萬物有律，周而復始，這就是大自然的智慧。

豐衣足食的壞處

西方工業社會，特別是歐洲的糧食往往供應過剩。這是恩賜，但也造成極大問題。由於食物過於充足，因此人們太常進食而且吃得太多。除此之外，我們不再有「強制禁食」時期，人類基因的設計是讓我們的身體可以在進食和飢餓之間轉換，但在現今物質豐饒的社會環境中，卻不再出現飢餓的情況，因此原本要在這段期間啟動的健康機制也無法發揮作用。我之後會詳細說明，這對我們的健康帶來多大傷害（請見第四十四至五十五頁）。

因為我們不再需要挨餓，所以很多人生病甚至死亡，歸根究柢就是吃太多也喝太多（不只是酒精類飲料），我稱這個現象為「營養過剩僵局」。要打破僵局，就必須避免攝取過多食物，這是不得不為之事，因為只有吃得少才能更長壽（請見第二十六至二十七頁）。

資訊補充站：為什麼我們不想斷食

原本，我們的祖先不需要自行決定要不要吃東西，因為有食物的時候，他們就必須吃東西讓身體強壯起來，以提高熬過下次飢荒的機會；如果沒有食物，就只能默默承受。只要有食物，我們就會不斷地吃，這是天性和本能反應，或許也是我們看到滿桌食物就停不下來的原因。

自願忍受飢餓完全違反我們的本性，但即使意識到這點，問題還是存在，因為如果我們決定自發性地斷食，就表示每次用餐都必須克服壓力，假如你明明已經飽了，但桌上還剩下大半的食物，這時就必須忍住繼續吃的衝動。

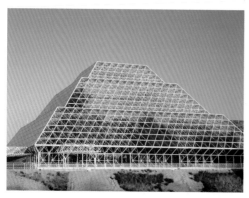

位於美國亞利桑那州的生物圈二號。一九八七年至一九八九年間，科學家在這個巨大圓頂建築內打造了一個完全封閉的獨立生態系統。

長壽又健康的祕訣：吃少一點

很久以前，科學家就已經透過動物實驗證實，在卡路里攝取不足的情況下，動物的壽命最高可以再延長一半，而且健康完全不會受影響。但這個理論要如何應用在人類身上？誰想要長壽但餐餐吃不飽的人生？

追溯斷食歷史

早在古希臘時期，醫學之父希波克拉底（Hippokrates，約西元前 460-370 年）就曾提及斷食對特定疾病具有療效，而大約一千多年後，中世紀的瑞士醫生兼學者帕拉切瑟斯（Paracelsus，約 1493/94-1541 年）就知道透過斷食來啟動自己的「內在醫生」。

在此之前，許多宗教始祖，如佛陀、耶穌與穆罕默德，皆採用過斷食這種修行方式，旨在追求更高層次的性靈境界。時至今日，斷食仍是各大宗教必不可少的傳統儀式，包括基督教、猶太教、印度教與伊斯蘭教。古往今來宗教的齋戒期皆已證明，斷食確實能為虔誠信徒帶來健康的助益。

自十九和二十世紀以來，像是畢爾歇—本納（Max Bircher-Benner, 1867-1939）、布辛格和梅爾（Franz Xaver Mayr, 1875-1965）等多位醫生，都開始從治療角度來研究斷食的效果（請見第十八至十九頁）。正因如此，自然療法領域中出現了許多不同的斷食學派和技巧，像是主張生食蔬果的「陽光飲食法」，就是改良自布辛格醫生發明的「布辛格療程」和梅爾醫生發明的「梅爾療法」。

生物圈二號的意外發現

現代的斷食研究源自於一次意外發現。美國醫生兼病理學家華福德（Roy Walford）專攻細胞生物學，同時也是隆戈博士（Valter Longo）的

導師，而在因緣際會下，他的某項研究促使隆戈博士投入了老化研究。

華福德當時在美國亞利桑那州進行「生物圈二號」研究，試圖打造一個完全不依賴外界的人造獨立封閉生態系統。該研究以失敗告終，一開始氧氣濃度就出了問題，最後不得不透過外界供氧；接著又遇上害蟲問題，導致生物圈內種植的蔬果、穀物產量不足。

儘管如此，參與研究的科學家仍不願放棄，執意繼續研究，在將近兩年期間內，他們都靠極少的食物度日。在參加實驗的八位科學家中，隆戈博士是最後一位離開生物圈二號的人。剛離開時，他的身形極度消瘦且情緒低落。

然而，健康檢查的結果跌破了眾人眼鏡，隆戈的健康狀態極佳、血檢指數良好、身體沒有任何問題，而且膽固醇指數低得驚人。這是重大的發現，因為很多正統醫學的醫生認為，飲食和血脂指數無關。隆戈就是從那時開始投入老化研究，且曾在某次訪談中表示，他的研究重點不是人類的衰老過程，而是如何常保青春。

生長因子 IGF-1

另一項突破性發現也證實了斷食對健康有益。位在厄瓜多首都基多的醫生兼自然科學家阿奎爾格瓦拉（Jaime Guevara-Aguirre）針對三百名萊倫氏症候群患者進行了相關研究。萊倫氏症候群是一種遺傳疾病，發病原因是肝臟的受體有基因缺陷，無法正常處理類生長激素多肽 IGF-1，導致患者的體型偏小。

科學家特別關注這類患者，不是因為他們的身形，而是因為他們對疾病特別有抵抗力。這些患者在研究期間都不曾得到糖尿病，而且三百人之中只有一人罹癌，這讓人不禁想問：「難道生長激素 IGF-1 是導致人類生病和壽命減短的原因嗎？」

資訊補充站：水能載舟亦能覆舟

俄亥俄大學的柯普翠克（John Kopchick）與南伊利諾伊州大學的巴特克（Andrzej Bartke）透過老鼠實驗證明，如果將肝臟負責處理類生長激素 IGF-1 的受體關閉，老鼠的壽命就可以延長百分之四十。正常的生長激素 IGF-1 雖然可以促進生長與細胞繁殖，但如果持續增加，卻會導致生病和壽命縮短。

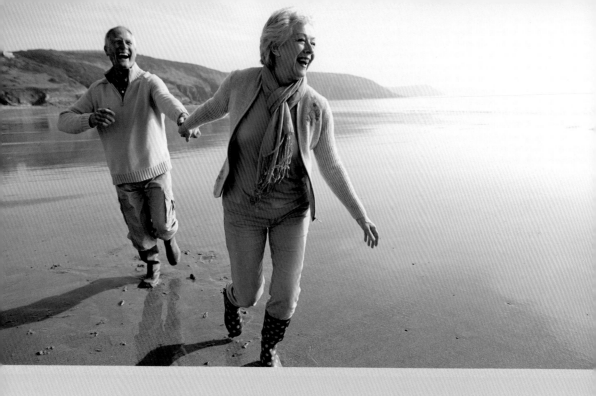

身體在斷食時的變化

　　斷食已存在許久，和人類的歷史一樣，所以我們只需想辦法啟動深植在基因中的修復和回春機制即可。間歇性斷食是為了模擬我們祖先在演化過程中面臨的生活條件，激發身體所需的刺激，讓我們擁有健康又長壽的人生。簡單來說，間歇性斷食可以觸發人體的自然機制。

　　經過科學研究深入探索後，我們發現間歇性斷食不僅功效驚人，更可說是革命性的療法。面對不同的疾病，除了傳統醫學療法外，間歇性斷食可以當成重要，甚至是必要的輔助療法。

　　我之所以能說得如此斬釘截鐵，是因為我有超過二十七年的經驗，親自觀察我的患者，一再見證間歇性斷食搭配我設計的蔬食食譜和運動計畫，確實可以讓疾病從此成為多餘的煩惱。長期遵守這套原則的人都非常健康，因此我肯定我建議的飲食方法能有效降低生病機率。

　　如果你的醫生不相信斷食的功效，不妨將這本書的資訊告訴他，請他研究相關資料。只要你的醫生願意接受新的研究結果，通常很快就會放下偏見，因為最新的科學研究已證實，斷食可以帶來極佳療效，這與支持自然療法的醫生長期觀察到的結果相同。

自噬機制：以回收機制取代肌肉消耗

　　在斷食期間，身體會啟動自噬機制，開始消化與回收堆積在細胞和細胞間隙中的老廢物質，這種回收機制十分奧妙。自噬作用是由日本細胞生物學家大隅良典教授所發現，他於二○一六年獲頒諾貝爾生理醫學獎桂冠。

　　此外，格拉茲大學（Universität in Graz）的馬代奧（Frank Madeo）教授也帶領了一個研究團隊，長期針對這個機制進行研究。這個機制的作用方式如下：斷食十二小時後，身體的廢物回收大隊帶著酶出動，不僅清理組織中的汙染物質，還能夠回收再利用其中的有用物質。超厲害的，對吧？

　　身體在「飢餓」的時候不會產生任何新物質，而會將細胞中累積的廢棄物轉換成有用的物質，並用來形成新的細胞！體內的廢物會被丟到含有消化酶和酸的分解囊泡中，從衰老的微小廢物、受損的細胞，到使用過的蛋白質分子都會降解成更小的分子，接著經過拆解與重組，最後變成新的建築材料和能量。

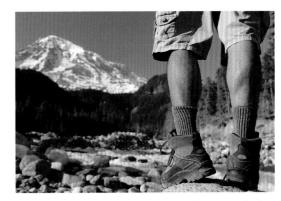

　　因此，我們在斷食期間也要進行肌力訓練，才能避免肌肉遭到分解。或許就是這個機制，讓我們的祖先能夠在長時間沒有食物的狀態下存活下來。

飢餓期間如果充分運動，身體就不會消耗掉太多肌肉。

加林娜・夏特洛瓦實驗

一九九〇年夏天，俄國醫生加林娜・夏特洛瓦（Galina Schatalova）在體育研究機構（Forschungsinstitut für Körperkultur）進行一項科學研究，足以為前述知識提供相關證明。她當時想知道，患有糖尿病、高血壓、腎盂炎、肝硬化、癌症等重症的患者，是否能夠承受高度身心壓力，結果參與研究的患者全都因為限制卡路里攝取和全蔬食飲食而痊癒了。

神奇之處在於，這些患者一天僅能攝取四百卡路里，而且只能吃蜂蜜和葡萄乾，另外還要喝綠茶和半公升的水。除此之外，她還為他們設定了每天健行三十公里的目標，原本預計要二十天才能做到，但他們在第十六天就成功了。所有受試者都覺得自己的身體狀態極佳，不僅體重維持不變，甚至還長了肌肉。這可能是因為身體啟動了自噬機制，所以釋放出許多自老化蛋白質降解出來的胺基酸，讓身體在訓練過程中得以維持，甚至增加肌肉量。

神奇分子：酮

「酮體」或「酮」是身體在分解脂肪時產生的脂肪酸分子。如果是透過葡萄糖產生能量，身體會需要許多氧氣，因此同時間會產生許多氧自由基，這些自由基分子的破壞力強大，會對細胞壁和遺傳物質帶來不少傷害。而透過酮體產生能量時所需的氧氣較少，產生的有害自由基也較少。

蛋白質需求

目前建議的每日蛋白質需求為每公斤體重零點八到兩克（依年齡而定），這個數值可能遠超出身體的實際需求，但所有與蛋白質相關的討論都是以這項數值為依據。

法蘭克福大學的羅特哈・溫特教授（Prof. Lothar Wendt）早在一九五〇年就提出了蛋白質攝取過量可能導致特定疾病的相關理論，其中包括攝取過量蛋白質會導致組織過度酸化，進而使身體產生慢性發炎反應。

斷食十二小時後，身體就會開始燃燒脂肪，特別是對健康危害最大的腹部贅肉（請見第三十九到四十一頁），將其轉換成酮。酮體向來是人體在飢荒期間的緊急能量來源，可以確保心臟、大腦和其他重要器官系統獲得足夠能量。酮會啟動神經細胞，讓我們保持思緒清晰，並能促使腦幹細胞製造新的腦細胞，並產生血清素等神經傳導物質，這就是大自然的精妙之處。

在飢餓情況下，人的情緒會特別亢奮，難怪我在斷食期間的早上和下午都特別有效率與創造力。事實上，執行間歇性斷食的人鮮少有神經方面的問題，包括憂鬱症、焦慮、帕金森氏症及失智症。

同時，酮還能緩解所有慢性發炎症狀（請見第三十七頁），慢性發炎常見於自體免疫疾病（過敏、橋本氏甲狀腺炎、多發性硬化症、風濕）和所謂的文明病（高血壓、糖尿病、心臟病、肥胖問題）。因此，斷食還具有減輕疼痛、降低血壓、穩定血糖和緩解過敏症狀等功效。這種高效能量來源甚至能夠降低不良的低密度脂蛋白膽固醇，使心臟更加健康，甚至能餓死主要靠糖存活的癌細胞。

不可或缺的碳水化合物

儘管如此，酮體並不能長期做為身體唯一的能量來源。大家常有一個危險的錯誤認知：長期不攝取碳水化合物，就跟石器時代祖先的飲食一樣，可以讓新陳代謝切換至酮。但這麼做可能會對身體造成傷害，原因如下：吃肉和其他動物性產品會導致體內的酸性物質過多，對健康造成極大威脅。再者，因為碳水化合物攝取量大幅減少，體內醣分不足，導致身體在代謝胺基酸和脂肪時更加困難，使大腦也連帶受到影響。

避免身體過酸

如果你常吃方便食物、肉、香腸、起司、奶製品，又不常運動，身體通常會太酸。而血液酸鹼值只要出現一點偏差，就可能導致生命危險，所以我們的身體設有緩衝機制：肺會透過呼吸來短期調節酸鹼值，腎臟則會持續代謝體內的酸性物質。除此之外，骨骼和筋膜也是平衡酸鹼代謝的重要角色，會在極端狀況下發揮平衡作用。舉例來說，在酸性物質過多的情況下，身體會仰賴鈣質來進行平衡，所以如果是慢性過酸，骨頭就會不斷釋出鈣質，最終導致骨質疏鬆症。

此外，慢性酸化也會導致結締組織無法有效與水分結合。一般來說，關節軟骨中結締組織的含水量多寡決定其緩衝能力，就像海綿一樣；壓力上升時，結締組織中的水分會被排出，壓力下降時則會再次吸收水分。所以重點在於，如果細胞和結締組織間的酸性物質過多，結締組織就會失去含水能力。

含水能力不佳會產生許多問題，像是關節的緩衝能力會下降，進而導致結締組織和筋膜日益缺乏彈性、變得僵硬，受傷的風險也因此提高，最後不僅會演變成脫水，還會導致身體組織的「老廢物質」增加；此外，組織液能夠吸收的細胞代謝廢物也會越來越少，導致神經訊息傳導受阻，最終甚至可能發展成嚴重疾病。

運動、深呼吸、以蔬果為主的基本飲食（請見第五十八至七十九頁）則可反轉這個過程。因此，為長期的健康著想，你最好透過反覆的間歇性斷食讓身體自動切換成酮代謝，並在進食時攝取健康的碳水化合物，這樣就可以享受健康的好處、減去多餘脂肪，同時又能攝取碳水化合物。

減少癌細胞產生

事實上，隆戈博士（請見第二十六至第二十七頁）已透過動物實驗證實，間歇性斷食可以減緩老鼠身上癌細胞的生長速度。此外，與未斷食的控制組相比，有斷食的老鼠活得更久。不僅如此，研究人員也發現，斷食組的老鼠在接受化療和放射療法時出現的副作用也較少。

另外，安德列・米夏爾森博士（Andreas Michalsen）在夏綠特柏林醫院（Berlin Charité）針對三十四位患有乳癌或卵巢的女性進行了研究，首度

證實斷食對人體的效用：斷食的控制組在化療時出現的副作用較少，生活品質也比非斷食組來得好。

第一個解釋

在斷食的飢餓期，健康細胞可能會進入被動狀態，而癌細胞則會依照癌生長基因（也就是「癌基因」）的指令生長，促使癌細胞開始活躍、分裂、持續存活。因此，癌細胞不會理會身體是否處於危急狀態，也無視身體的匱乏狀態，只會拚了命增生。也就是說，當我們處於飢餓狀態，健康細胞為了保護身體會進入被動模式，而處於活躍狀態的癌細胞因此更容易成為化療和放射治療的攻擊對象。

此外，斷食會造成身體糖分不足，也能有效餓死癌細胞。大部分的人吃進肚的都是「快糖」，也就是家用糖、精緻麵粉、含糖飲料、巧克力或甜食。而在間歇性斷食的十幾個小時中，血液中沒有糖分可供癌細胞消耗；同時因為沒有糖分，身體不會分泌胰島素，所以癌細胞的活動力也會下降。原理在於，胰島素會促使生長因子合成，進而使癌細胞不斷生長，所以沒有胰島素才會導致癌細胞不活躍。

對抗衰老的酶

在人類演化史中，我們身體的器官和生物機制確保人類物種得以存活，酶在其中扮演了關鍵角色。生物學家兼遺傳學家大衛・辛克萊（David A. Sinclair）與藍尼・賈倫堤（Lenny Guarente）專門研究衰老機制，並取得了突破性的發現：一九九三年，他們發現了真實存在的長壽基因 Sirtuin（去乙醯化酶）。辛克萊和賈倫堤發現，這種特殊的酶能夠修復細胞、增強抵抗力，而且完全不受年紀影響。

Sirtuin 的主要任務是讓身體器官在最艱巨的環境下也能存活，包括高溫或缺水的狀態。Sirtuin 是可以保護細胞的蛋白質，就像一種校正因子，可以修復我們的 DNA（細胞中的遺傳資訊），所以又稱之為修復分子，能夠保護體內的遺傳物質和細胞壽命。Sirtuin 只會在身體能量來源不足時啟動，因此在斷食的時候，我們都能因為這個機制獲益良多。

空腹就能長壽

要讓 Sirtuin 發揮作用，就必須保持空腹。只有在空腹狀態下，消化酶 NAD（菸鹼醯胺腺嘌呤二核苷酸）才會無事可做，轉而支援、啟動 Sirtuin 分子。

Sirtuin 接著會開始修復體內的遺傳物質，以免它們受到不健康飲食、不良環境因子、心理壓力和運動不足的永久傷害。這個修復機制深植在細胞的 DNA 中，足以解釋為何斷食可以延年益壽。

Sirtuin 是目前獲得最多研究證實能夠延長壽命的酶，與自由基恰恰相反，它是可以保護細胞的蛋白質；在活化的狀態下，更可改善健康、延長壽命，有著超乎想像的功效。

資訊補充站：關閉疾病啟動基因

長久以來，我們都認為基因無法改變，只有個人的生活模式才會增進健康或導致生病。儘管如此，這些年我們已知道，像是斷食、營養、環境和情緒變化等影響因子，都可能透過修改基因的「外包裝」來改變基因。簡單來說，你的生活方式會開啟或關閉負責特定健康或疾病的基因，甚至可能改變相關基因的結構。

近期的研究也證實了這個說法。現在我們已經知道，癌症、成人型糖尿病、心臟病等疾病，百分之九十到九十五的發病原因是來自表觀遺傳機制（又稱為支配機制），只有百分之五到十是來自基因遺傳，這表示我們可以透過日常生活習慣來關閉致病基因並啟動健康基因。只要遵守本書的指示執行，你就能達成上述目標。

釋放血清素

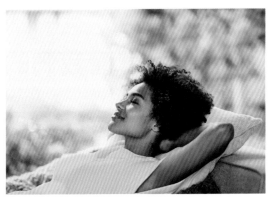

如果你希望人生更加幸福充實，請務必試試看間歇性斷食！

血清素又稱為幸福荷爾蒙，會活化腦部的特定區域，讓我們心情愉悅，最顯而易見的作用就是會讓我們感到深刻的滿足與平靜。吃太飽、生氣、壓力、過勞或不滿都會抑制或取代這種幸福感。這些負面狀態會「消耗」過多的血清素，導致我們希望吃下更多食物來獲得滿足感，接著就會陷入下一個情緒不佳的階段，這個惡性循環最終會導致抑鬱、焦慮和極度疲乏。

間歇性斷食讓人幸福快樂

間歇性斷食能中斷情緒低潮，這點也可從演化史的角度說明：在飢荒時期，人不能感到絕望，為了存活下去，就必須有強健的心靈和穩定的情緒。此外，之前提及的酮體在此也扮演重要角色，因為它們與血清素傳導物質的增生有關，所以間歇性斷食才能夠讓人保持好心情。

腸道掌管我們的情緒和健康

我們都知道，開心的時候胃裡會有種搔癢感，
情況不對時胃底則會升起一種異樣感。
如果我們不聽從身體當下的直覺反應，
反而依靠腦袋做決定，通常下場都不太好。

腸道掌管我們的健康

腸道擁有至少跟大腦一樣多的神經細胞，而且在細胞類型、神經傳導物質、受體等方面的數量，也跟大腦相差無幾。腸道會製造四十種以上的精神作用性物質，對我們的感情生活有舉足輕重的影響。

此外，大約百分之九十的血清素都是由腸壁產生並儲存，因此我們的情緒與消化系統有著密不可分的關係，說它是才華洋溢的「腸道腦袋」也不為過。由於腸道負責消化食物，同時又是免疫系統的總部，所以自然療法才一直強調腸道是維持健康的關鍵。

腸道微生物叢

腸道內的細菌數量是我們體內細胞總數的十倍，表示消化系統每天要應付各式各樣的龐大工作。現在，我們對腸道內的所有細菌有了新的稱呼——「腸道微生物叢」，而菌落和菌種的多樣性會隨著飲食、心理狀態和健康狀態不同有所變化；菌落和菌種越多樣，消化器官就越能成功完成眾多繁雜任務。

為腸內菌叢出一份力

斷食有助於腸道健康。只要讓特定的酮體、β-羥基丁酸以及消化系統功能進入冬眠，對人體有益的腸道好菌便可大幅增加。在沒有斷食之前，腸道主要都是受到致病細菌所主宰、控制，只有透過斷食，好菌才能重佔上風與增生。因此，每天斷食十六小時是建立健康腸道菌叢的最佳益生菌。

發炎反應

　　我們常常認為發炎是壞事，一旦發生就必須想盡辦法消炎。但其實並非如此，發炎表示身體正在啟動必要的自癒程序。

慢性發炎

　　慢性發炎並非身體的自然機制，而是因為體內的修復工程一直沒辦法完工。雖說醫學界都知道，身體發炎是為了維持健康或恢復正常功能，但我們還是會選擇使用藥物來對抗發炎。

　　以跟腱炎為例，基本上是因為小腿肌肉附近的肌肉筋膜太過緊繃，引致組織輕度撕裂、肌腱腫脹，這是身體在自我修復時必定會產生的症狀，而疼痛便是來自於此。如果緊繃的狀態一直沒有緩解，肌腱組織就會一直出現撕裂傷，導致身體不斷地在修復，最終演變成慢性發炎。慘的是，我們並沒有想辦法讓肌肉筋膜恢復正常，反而直接注射皮質醇，強行終止身體的修復過程，難怪跟腱永遠無法復原又反覆拉傷。

間歇性斷食可以終結發炎反應

　　從治療的角度來看，發炎反應在患處復原後才會自動停止，也就是說，要等到身體排除代謝失衡狀況，或組織結構恢復正常為止。只要維持越健康的生活模式，身體就會越快恢復如初。一旦用強硬手段終止發炎反應，就等於中斷了身體的自癒過程。間歇性斷食可以治療發炎、幫助身體完成修復程序。而執行間歇性斷食的患者有一個共通點——他們血液中的高發炎指標 CRP（C 反應蛋白）用不了多久就降回了正常範圍。

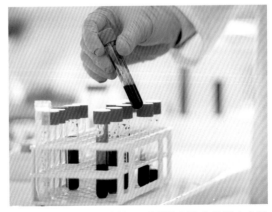

間歇性斷食的最佳功效可以透過實驗室的樣本血檢指數證實。

在斷食狀態睡眠更健康

　　人類一生有三分之一的時間都在睡眠中度過，不過你知道嗎？當你睡覺時，身體可是加足馬力在運作。我們一晚平均會醒來二十八次，稍微活動一下，避免血液循環不良，以及調節體溫。大多數時候你都不記得自己醒來過，除非清醒的時間超過三分鐘。如果你知道夜間醒來是正常現象，不再把睡眠障礙視為身體激素出了問題，那就可以安心地繼續睡覺了。

激素可調節睡眠

　　想要晚上睡得好，就必須擁有運作如常的激素系統，幫助身體排除前一天遺留下來的問題，並為器官準備好隔天所需的能量。睡覺時，身體會稍稍調低體溫，而體內抗衰老的酶（請見第三十三至三十五頁）也會跟著開工。

　　各種激素此時會有條不紊地執行各自的任務。俗稱睡眠激素的褪黑激素會幫助我們進入集中的深度睡眠，另一個重要的夜間激素則是生長激素，可幫助小孩成長，對大人來說則可修復受損細胞、刺激細胞再生，讓我們早上醒來時再度感到活力充沛、幹勁十足。

　　睪酮則是雄性激素，可幫助身體生成肌肉、消除脂肪；瘦素在晚間和早晨時會緩解飢餓的感受；甲狀腺則會在晚上產生甲狀腺素，並為隔天的新陳代謝做好準備；壓力激素皮質醇大概會在凌晨三點左右，開始啟動身體的清醒機制。

資訊補充站：睡眠階段

　　睡眠共分為五個不同階段，包括區分有沒有睡著的兩個階段，再加上淺眠階段、熟睡階段，以及快速動眼階段。快速動眼階段約佔整體睡眠的四分之一，我們往往是在此時做夢，身體也會變得十分活躍，但通常不會留下記憶；二至三個熟睡階段則佔去另外四分之一的時間，剩下的二分之一就是淺眠階段。

揮別睡眠障礙

　　睡眠障礙會嚴重影響生活品質，但這個問題並不難解決。一般來說，根本沒必要吃安眠藥或做睡眠檢查，因為主要原因大多來自胃裡充滿食物。碳水化合物太晚吃，加上吃的是難以消化的食物，想要好好睡一覺、恢復精力就成了不可能的任務。而且吃太飽的話，身體就無法進入熟睡階段，當然沒辦法好好休息，早上自然頭昏腦脹，讓起床變成一種折磨。更慘的是，大多數人已習慣這種狀態，將之視為常態。如果可以的話，晚上六點時請盡量吃低碳水化合物的輕食，而且最好不要在晚上八點後吃東西（請見第一百一十四至一百四十一頁）。如果你希望上床睡覺時胃裡沒有食物，最好在吃飽飯後去散個步、幫助消化。此外，你也可以在本書的「十四天全面升級計畫」一節中找到超棒的晚餐食譜（請見第一百一十四至一百四十一頁）。

消除腹部贅肉

　　你已經知道間歇性斷食會加速脂肪燃燒，但真正有趣的是，酮體還會燃燒多餘且不健康的腹部贅肉（也就是內臟脂肪）。腹部贅肉會產生較多的促炎性脂肪因子，會導致心血管疾病、自體免疫疾病、失智症、糖尿病以及癌症。這種脂肪在會不知不覺間先附著在腹部臟器上，幾乎無法察覺，除非體重持續上升，才會變成看得到的腹部贅肉。身體核心部位的贅肉對健康有害，剛好和有益健康的臀部脂肪相反。

資訊補充站：不健康的腰圍

　　請用皮尺測量肚臍位置高度的腰圍。女性腰圍不應超過八十公分，男性則不應超過九十四公分，否則罹病風險就會上升（請見第四十頁）。女性腰圍如果超過八十八公分，或男性超過一百零四公分，就表示腹部贅肉太多，且可能已經或快要生病了。

　　每增加一公分腰圍，生病的可能性就越高。缺乏運動、營養不良（尤其是吃太多含糖食物和動物性蛋白質），以及長期壓力和不斷上升的皮質醇濃度，都是導致腹部贅肉增加的原因。

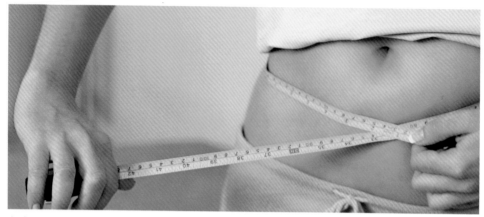

留意自己的腰圍，謹記這句話：腰圍少一公分，健康更加分！

腹部贅肉：讓身體「看不見」飽足感

腹部贅肉會讓我們永遠不覺得飽，因為大腦會因此無法辨識瘦素發出的「我吃飽了」訊號。這就是為什麼肚子肥胖的人從不覺得自己吃飽了，但實際上只是被體內失控的化學物質誤導，以為自己需要更多食物。這個問題會導致食物攝取過量、產生胰島素抗性以及罹患成人型糖尿病（現在發病的患者有越來越年輕的趨勢）。除此之外，糖代謝受到干擾還會導致血脂濃度升高及可怕的血管疾病。

腹部贅肉會導致發炎

腹部贅肉會釋放發炎傳導物質（細胞激素），導致整個身體進入慢性發炎狀態，進而促使血管疾病生成，最終導致心臟病或中風。最致命之處在於，腹部贅肉同時會產生一種能夠抵消血栓溶解作用的抑制劑，使體內出現較大的血栓，後果包括血管阻塞，或是血栓從血管壁上剝落，導致心肌梗塞或大腦血管栓塞。

快速甩掉腹部贅肉

聽完腹部脂肪堆積的後果，應該讓你有足夠動力，想快速擺脫腹部肥肉了吧？最好的辦法就是本書推薦的間歇性斷食生活模式，同時搭配蔬食飲食與專門運動。

增加幹細胞數量

隆戈博士發現，斷食可以增加血液中的白血球數量。斷食時，身體組織會回收老舊的免疫細胞，同時生成效果更好的新免疫細胞。過去的觀念是，這些負責防禦的細胞會隨著時間越來越虛弱，無法人為干預，因此隨著年紀漸長，身體對疾病的抵抗力也會漸弱。但現在我們知道，定期斷食和間歇性斷食可以開啟身體的再生開關，並打通由血液和免疫系統組成的幹細胞訊號傳遞路徑。

不僅如此，隆戈博士帶領的研究團隊還發現，斷食可以降低體內的蛋白激酶 A（protein kinase A, PKA）含量，因此能促進身體的調節和自我再生功能，還可提升幹細胞分化成不同功能細胞的能力（超多能分化性）。這些機制都能讓我們更加健康，甚至延年益壽。

由於幹細胞可以分化成身體各部位所需的細胞類型，因此間歇性斷食等於讓你有機會重組自己的身體。

空談不如實證

要透過醫學實驗將間歇性斷食的驚人成效從動物複製到人體身上並非易事，目前也還沒有任何長期研究，因為不可能讓受試者在實驗室中進行多年的斷食實驗，況且許多其他的生活模式參數也會影響實驗結果。但這不妨礙你自己親身實驗，唯有如此才能確定間歇性斷食對你的功效。對我來說，間歇性斷食帶來的保護和修復效果，就是啟動身體自癒力的最棒方式。

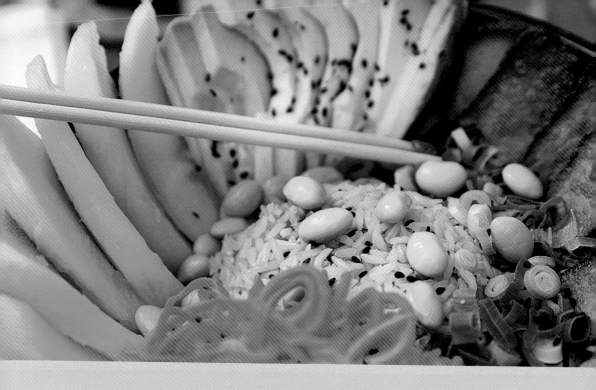

間歇性斷食功效大解密

　　藥物通常只能啟動或抑制有限的單一新陳代謝機制，但同時間卻會干擾體內錯綜複雜的自然法則，進而導致嚴重的副作用。當然，在性命攸關的情況下，身為醫生的我也不希望沒有應急的藥物可用，但在其他情況下，我還是希望藥物只是自然療法的輔助工具。

全方位的替代療法

　　斷食是喚醒身體內建自癒力的重要手段。「人人都應該知道什麼是健康！」我一直很喜歡這個概念，也相信一定有輕鬆就能維持健康的方法。

　　我們不需要精通超複雜的生物化學和生物物理學，才能為自己的健康出一份力。相較於複雜的醫學，生物關係其實不難理解。本章將說明現代社會中最常見的疾病，並帶你了解間歇性斷食如何有效預防這些疾病，以及為什麼間歇性斷食可以緩解，甚至治癒這些疾病。

毒物興奮效應

「先有刺激，才有反應！」我們這些信奉自然療法的醫生都知道，短期壓力對人體有好處，可以刺激自我調節功能，也就是啟動身體的自癒力。

這種關係又稱為「毒物興奮效應」，是「全人治療」中常用的療法，可以是冷熱刺激、三溫暖或克奈圃水療浴，也可以是海風或高山氣候的刺激。一直到上世紀，還有許多療養機構會根據這個原理進行治療，陽光療法也是其中一種。

發燒：比藥物更具療效

發燒是身體啟動的刺激功能，如果用藥物退燒，確實能夠緩解甚至消除症狀，讓我們看起來像是恢復了健康。這種做法很誘人，卻不是長久之計，因為發燒的「工作」並未完成。你是否也曾在輕微感冒的時候吃退燒藥，只為了繼續工作？最好不要這麼做！因為一旦壓制了這個健康警訊，身體就無法排除真正的肇因，免疫系統也無法完成份內工作。發燒並非壞事，而是我們的「內在醫生」透過啟動免疫系統來排除病原體的手段（請見第四十一頁）。

資訊補充站：別低估藥物的風險

有多少藥物在上市多年後，才發現真正，甚至是致命的副作用呢？最令人難過的著名案例包括斯達汀類（Statine）的降膽固醇藥物利波拜（Lipobay），以及屬於選擇性 COX-2 抑制劑的非類固醇消炎藥偉克適（Vioxx）。這兩種藥物都是在上市多年後出現死亡案例，才開始下架回收。有鑑於此，同時間服用不同藥物時，請不要低估尚未發現的交互作用風險。

跟間歇性斷食有何關係？

斷食研究領域已證實，每次飢餓期開始之初，身體都會出現短暫的刺激或發炎反應，並在短時間內產生許多壓力激素。這是必要的刺激，以促使身體在斷食期間啟動接下來的修復程序。

隆戈博士表示，要先有壓力，才會促使幹細胞作用。當疾病已經「爆發」時，身體會持續處於壓力之下，但正因為如此，人體才會利用斷食的機會全面啟動自癒力。我一再見證，患者因為採取間歇性斷食和全食物蔬食，再搭配我先生設計的特殊運動計畫（請見第八十二至一百零九頁）而痊癒。

透過間歇性斷食保持健康

不論是想預防或治療疾病，間歇性斷食都是你可以選用的療法，放心交給我們從不犯錯的「內在醫生」就對了。疾病就是身體在邀請我們改掉壞習慣，而間歇性斷食只要搭配適當的飲食與運動，通常都能發揮強大功效，不須接受其他治療。當然，如果身體沒辦法自行痊癒，這時再接受其他療法也未嘗不可，但從我的經驗來看，幾乎沒有這種需要。

間歇性斷食搭配蔬食飲食，最好再加上特殊運動，就能帶來驚人的療效，本書介紹的內容只是冰山一角。你不妨這麼想，幾乎沒有任何疾病是這套「進食、斷食、運動」計畫不能治癒的。

1. 痤瘡

許多青少年與年輕人都深受痤瘡的困擾，特別是在青春期時，不潔的皮膚是生命中的一大難題，但藥膏和抗生素通常起不了太大作用，因為治標不治本。我認為皮膚是消化系統的外在表現，如果腸道因為營養失衡而一團混亂（就跟青春期的大腦一樣），通常都會反映在皮膚上。

成因

生長激素 IGF-1（請見第二十七頁）在人類繁殖能力方面扮演極為吃重的角色。吃太多或喝太多動物性乳品都會導致生長激素過多。歐斯納布魯克大學的梅利克教授（Bodo Melnik）是一名皮膚科醫生，也是動物性乳品研究領域的頂尖科學家，他已證實飲用動物性乳品會使生長激素 IGF-1 增生，進而導致嚴重的痤瘡問題。

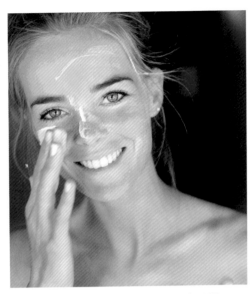

實踐間歇性斷食的人通常不會有皮膚問題。

間歇性斷食的功效

間歇性斷食是改善，甚至消除痤瘡的最好辦法，因為斷食可以阻止肝臟產生過多 IGF-1。此外，斷食過程中如果完全不飲用動物性乳品，效果會更好。

2. 氣喘

全球有超過三億人受氣喘所苦，而且每三分鐘就有一人死於該疾病。其中，季節性或全年性的過敏原通常是主凶，包括家裡的灰塵、花粉、動物毛髮，但我們幾乎沒有想過飲食也可能是交叉過敏原。

間歇性斷食的功效

根據我的觀察和一項美國研究（請見第四十六頁）顯示，依照我的方式進行間歇性斷食後，氣喘症狀會大幅減輕，不再需要太多藥物治療。這很合理，因為間歇性斷食也具有抗發炎的功效。

個人經驗分享

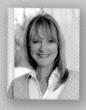

斷食可以治療氣喘

　　一項二〇〇七年的美國研究證實，短時間斷食對過重的氣喘患者可產生正面效果。該研究的檢查項目包括肺部功能、全身不適、氧化壓力以及高敏感發炎指數 C-反應蛋白。該實驗在短短兩週內就獲得了令人振奮的成果，受試者減去百分之八的體重，肺部功能大幅提升，氧化壓力和發炎指數也都跟著下降。我多年前就知道間歇性斷食有此奇效，只要結合斷食和專門運動，並避免食用動物性乳品，氣喘通常就能不藥而癒。

3. 高血壓

　　近半數的德國人都有高血壓，但只有半數患者知道自己的病況，其中大約四成患者有接受藥物治療，但只有兩成半的人獲得良好控制。血壓過高基本上是中風、心臟病和許多心血管疾病的主要風險因子，因此我們應該隨時注意自己的血壓是否過高。最佳的血壓值是收縮壓一百二十、舒張壓八十。

血壓過高怎麼辦

　　如果你的血壓過高，不妨考慮透過改變生活模式來降低血壓。「德國心臟基金會」（Deutsche Herzstiftung）建議患者透過自然的方式來降低血壓，且更進一步表示，只要血壓成功降低，就不再需要再服用降血壓藥了。

間歇性斷食的功效

　　我很樂意為大家介紹間歇性斷食法，因為我已見證許多成功案例。如果血壓沒有立即改善，你可以繼續服用先前吃的降血壓藥物，但視情況調低劑量。只要間歇性斷食、飲食調整計畫和運動三者搭配得宜且開始見效後，你就可以停藥了。

4. 纖維肌痛

纖維肌痛就是字面上的意思「纖維肌肉疼痛」，傳統醫學認為纖維肌痛無法治癒，只能緩解症狀，而且患者的血液中通常沒有發炎跡象。主要症狀為軟組織疼痛，即肌肉、韌帶、結締組織或關節囊等。身體同時出現八到十二處疼痛即視為患有纖維肌痛症。因為其典型症狀，纖維肌痛被歸類為風濕性疾病。這些疼痛症狀會導致情緒低落、慢性疲勞、睡眠障礙以及腸胃道併發症。

成因

纖維肌痛的症狀會因為天氣、壓力、營養不良和缺乏運動而惡化。傳統醫學療法通常沒有太大幫助，畢竟在不知道成因的情況下，醫生也束手無策。因此，醫生只能開立止痛藥和抗憂鬱藥，雖然這類藥物的副作用通常不小，但因為缺乏更有效的療法，選擇此做法也在情理之中，至少可以暫時緩解患者的疼痛。根據我們多年使用利伯沙與布拉赫特疼痛療法的經驗，我們知道疼痛的成因幾乎都是肌肉和筋膜過度緊繃，加上營養不良、心理壓力以及環境壓力。

間歇性斷食的功效

以纖維肌痛來說，間歇性斷食和運動是最有效的療法：運動可以幫助身體的運動系統恢復正常，蔬食飲食能夠平衡體內缺乏的建築材料與營養，斷食則會有效啟動身體的修復機制，因此能夠治療發炎症狀，讓失控的代謝機制恢復正常。另外，我研發的膳食補充劑也有助於身體恢復健康。

5. 心血管疾病

心血管疾病是西方工業國家的頭號死因，癌症緊接在後。猝死、心臟病發或中風是心血管疾病的致命原因。

成因

心血管疾病通常會伴隨血管鈣化的問題，而營養不良和運動不足的現代生活模式更會導致症狀日漸嚴重。

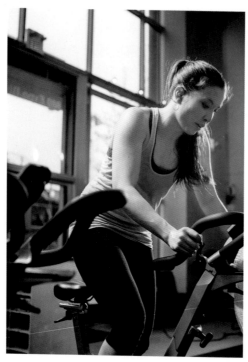

耐力訓練加上間歇性斷食是心血管疾病的最佳預防措施。

造成這類疾病的原因包括脂質代謝失調、高血壓、過重、糖尿病，而絕大多數都是我們自己一手造成的。這些可怕的身體變化統稱為代謝症候群，又稱為「死亡四重奏」，但其實並非不可逆轉。

間歇性斷食的功效

我多年的經驗顯示，間歇性斷食搭配蔬食飲食和利伯沙與布拉赫特運動，加上避免長期處於壓力之下，對於治療這類疾病有很大幫助。這套方法我已推廣三十餘年，親眼見過為數甚多的患者恢復健康，因此我希望各位鼓起勇氣，踏上身體的自癒之旅。這套做法甚至有機會減少血管中的沉積物，只要五到六週，血液數值就會出現大幅改善，可怕的心絞痛和呼吸窘迫症狀也會跟著緩解，大約一年之後，血管就有機會恢復暢通。

6. 癌症

以前人們認為癌症患者絕對不可以斷食，但可惜的是，很多醫生都不知道最新出爐的研究結果，因為沒有人規定他們必須繼續接受營養學相關訓練。我也是透過自學、在患者身上學到的經驗，加上認識了我的好友萊茲曼醫生（請見第十五頁），才學到這些相關知識。

問題的癥結點在於，患者理所當然地認為醫生一定具備營養知識，但實際情況是醫生通常不會承認自己在這方面知識不足，反而會外行地表示，患者應該多吃自己喜歡的各種食物。

這個情況讓我既難過又生氣，病人和癌症患者因此被剝奪了獲得間歇性

斷食神奇療效的機會，甚至以為斷食是極度危險的事。只要讀完這本書，你就會對間歇性斷食和健康有更深的認識，遠勝過你的醫生。隆戈博士早先取得的驚人研究成果雖然備受爭議，但現在已漸漸獲得其他研究團隊的證實，可是間歇性斷食的療效仍然鮮為人知，實在令人扼腕。

間歇性斷食的功效

多數癌症患者來尋求我的協助時，都已試過傳統醫學的化療和放射療法，他們選擇同時採用我的斷食法與正規療法。事實證明，間歇性斷食讓他們對化療的容忍度更高，副作用也更少，而且化療效果也有所提升（請見第三十二到三十三頁）。

7. 偏頭痛

現在，百分之七十五的德國八年級青少年都有偏頭痛或頭痛的問題，而且人數還在不斷攀升！除非是腦瘤或頸椎受損，否則頭痛的確切成因通常無法判定，因此醫學上的標準程序就是緩解疼痛，不會想要查明原因。

成因

依我的經驗來看，脖子僵硬、頭痛和偏頭痛通常是因為頸椎和頭部附近的肌肉與筋膜過緊，而造成緊繃的主要原因就是缺乏運動和久坐。壓力、不良飲食以及各種負面的環境影響則會進一步加劇緊繃程度。

在大多數情況下，這種疼痛是為了提醒我們避免頸椎結構受損或使用過度，特別是椎間盤的部分。如果我們長期忽略身體的警訊，或是持續服用止痛藥來抑制疼痛，就會導致身體極力避免的問題發生：椎間盤滑脫和凸出、小面關節炎、關節滑脫或錯位。

間歇性斷食的功效

間歇性斷食和運動可以有效解決這些成因：運動可以伸展頸部和頭部緊縮的肌肉和筋膜，而蔬食飲食搭配同樣用於治療疼痛的營養補充品（請見第五十一頁），再加上斷食的功效，都能幫助肌肉和筋膜恢復正常。相互作用下，就能有效改善偏頭痛。

8. 神經疾病

神經疾病包括憂鬱、焦慮、注意力障礙、失智症、帕金森氏症或是多發性硬化症，在此僅列舉一二。

成因

現代人的生活模式讓身體不太有機會從脂肪中獲得能量，但酮體卻對我們的神經系統有極大幫助。舉例來說，間歇性斷食已成功用於治療癲癇多年。

間歇性斷食的功效

在俄國，斷食療法已成功用於治療心理健康問題數十年，歐洲文化頻道「arte」在紀錄片「斷食與療效」（Fasten und Heilen，二〇一五年）中描述了斷食的驚人療效，目前在該領域最舉足輕重的研究學者與醫生都有在這部影片中發表評論。

知名的神經生物學家馬克・馬特森（Mark Mattson）成功透過動物實驗證明，大腦在斷食期間會產生一種內源性鴉片類物質。除此之外，神經成長因子 BDNF（腦源性神經營養因子）在斷食期間也會大幅增生，能有效確保大腦順利運作、保持健康，還可讓大腦的主人心情愉悅。

酮體同樣扮演關鍵的角色，在斷食期間可為大腦提供新陳代謝所需的能量（請見第三十到三十一頁）。總而言之，斷食對神經或心理疾病具有療效，即使是遺傳性神經疾病，似乎至少也可以延後發病的時間。

9. 風濕

風濕是一種自體免疫疾病，其所導致的慢性發炎反應則反映出飲食習慣和環境對我們的影響。

成因

風濕的成因已經過許多研究確認，像是肉、香腸、蛋、魚和乳製品等動物性食物皆會促使，甚至導致身體發炎。如果再加上慢性壓力和睡眠不足，免疫系統就會不堪負荷。免疫系統是體內的警察，但在這種惡劣情況下會無法分辨善惡，開始對身體發動攻擊。

間歇性斷食的功效

「發瘋」的免疫系統在恢復正常前，需要我們的大力協助，這時就換間歇性斷食上場了，良好的飲食加上空腹，可以有效排除免疫系統的壓力。就像是按下電腦的「重新開機」按鈕一樣，身體也會重新組織，接著啟動與生俱來的自癒與修復機制。

斷食對風濕的療效已有多年實證，但並非所有風濕病學家都知曉這些研究結果，實在令人百思不得其解。自體免疫疾病會帶來難以忍受的疼痛，而間歇性斷食早已證明能在短時間內緩解疼痛。

10. 疼痛

在還沒有接受我們發明的疼痛療法前，我發現患者單單只是改變飲食，就能改善甚至解除他們的背痛或偏頭痛。和許多治療師一樣，我從來不知道發生了什麼事，常常遇到這個方法對某些患者有效，但對其他患者又毫無作用。

成因

現在我們知道背後的機制了：疼痛基本上都是肌肉筋膜太過緊繃而導致，現代社會幾乎每個人都有這個問題。因為我們的疼痛療法可以解決張力過高的問題，所以療效驚人，而運動則可確保患者長期免受疼痛之苦。針對病情嚴重的慢性疼痛、纖維肌痛、多發性硬化症以及類似症狀，我會建議患者另外搭配間歇性斷食療法和飲食計畫。由於疼痛和運動系統磨損的肇因一般是缺乏營養，因此我調配的營養補充品可以彌補不足之處。

間歇性斷食的功效

身體會回應有助於其放鬆的影響因子，所以本書介紹的間歇性斷食將可解決大部分的疼痛問題。

11. 胃灼熱

胃灼熱發生時，胃酸會流入食道，症狀包括喉嚨感到灼熱、上腹部有壓迫感，以及胸口有大面積疼痛感。持續發炎可能導致慢性胃酸逆流、吞嚥困

難、咳嗽、喉炎、氣喘以及食道癌。在正常情況下，胃部入口的括約肌會阻止胃酸流入食道，就像閥門一樣，避免破壞力強大的胃酸傷及脆弱的食道黏膜。

成因

呼吸過淺會導致橫膈膜的筋膜過度緊繃，這就是胃灼熱的主要成因，但常常遭到輕忽。因為橫膈膜位在食道的括約肌附近，所以太過緊繃就會影響食道括約肌的正常作用，進而導致胃酸流入食道。除此之外，過度緊繃甚至可能導致橫隔膜破裂。只有在括約肌功能受到干擾的情況下，才會有胃灼熱的問題。如果你太常享用大餐或過油、過辣的食物，以及酒精、尼古丁和咖啡因，都會加劇胃部壓力，胃灼熱發生的機率也將大幅增加。當然，壓力也會導致胃灼熱，因為肌肉會更加緊繃。

間歇性斷食的功效

間歇性斷食對於胃灼熱的主要成因和其他觸發因子都有正面幫助。物理運動可以放鬆橫膈膜，每日斷食則讓胃部有時間淨空，消化系統得以休息。另外，只要避免吃過甜、過油、動物性的食物和飲品，幾乎就能完全避開其他觸發因子。

12. 過重

在六十五歲族群中，百分之七十五的男性以及百分之五十六的女性過重，主因是攝取過多的動物性蛋白質（肉、奶）和含糖食物。我們吃太多，而且吃得太不健康，全食物蔬食才是擁有健康長壽人生的最佳之道。

成因

瘦素負責調節身體的能量平衡和體重。我們的脂肪組織會產生瘦素，體內如有越多脂肪儲存量，就會有越多瘦素釋放到血液中。大腦收到訊息後，就知道身體能量已足夠，進而產生滿足感、愉快心情以及運動的渴望。在飢餓期間，血液中會缺乏瘦素，此時大腦開始警戒並發出飢餓訊號，如果什麼都不吃，身體就會啟動生存所需的飢餓代謝機制，這就是間

歇性斷食的原理。

　　但為什麼過重的人擁有足夠的脂肪儲存量和高濃度的瘦素，卻還是一直想吃東西呢？幾年前的研究發現，高濃度的胰島素會讓大腦無法察覺血液中的瘦素，讓身體誤以為還在飢餓狀態中。人造糖、甜食、飲料、速食和方便食品是最大的肇因。長期胰島素過高的其他後果包括脂肪肝、胰島素抗性以及成人型糖尿病（現在許多兒童亦患有此病）。

間歇性斷食的功效

　　了解這些因果關係可以讓你更有動力，因為你必須清楚自己的目標，才有足夠的意志力對抗荷爾蒙引起的進食欲望。間歇性斷食可以降低胰島素濃度，讓大腦接收到瘦素，不論是因為甲狀腺機能低下、激素、抑鬱或是「遺傳」導致的肥胖問題，都可以靠間歇性斷食來恢復正常體重。

　　在斷食期間，你的身體每週都會將脂肪轉換成酮體（請見第三十至三十一頁），心情也會跟著好轉，病症更會慢慢緩解，接著體脂肪會下降，血液指數也開始回到正常範圍。隨著執行的時間越久，你的行動力一天勝過一天，便能開始全心擁抱生活與運動的樂趣，重點是每天還是能吃二至三餐。

13. 便祕

　　西方社會最大的消化系統問題就是便祕。光在德國，至少就有一千五百萬人有此困擾，沒有確診的人數一定更多。大多數人會依靠瀉藥（百分之七十五住在養老院的人會定期使用瀉藥）排便，但這麼做不但不會解決問題，反而會使之惡化。

　　便祕是因腸道蠕動出了問題導致大便過硬，通常伴隨疼痛、腹脹、腹部抽筋和噁心反胃感。正常的排便頻率是在每次吃完正餐的不久後，一天約兩到三次。小朋友吃得健康又運動充足的話，也是這個頻率，不然至少要一天一次。官方建議是一週三次仍在正常範圍，但我不認同，這表示消化系統已經受到干擾，長此以往對健康勢必有害。

成因

不斷進食對腸道來說是極大的負擔，會干擾消化功能並降低消化效率。缺乏運動、膳食纖維不足、吃太多肉和乳製品、水分攝取不足、喝太多含咖啡因飲料以及酒精，都會進一步惡化便祕問題。止痛藥、降血壓藥、鎮靜劑、抗抑鬱藥、止咳藥或鐵劑，一樣會使病情惡化。

健康的消化系統十分重要，因為導致疾病的主因之一就是身體累積了太多代謝廢物，使新陳代謝機制受到干擾，甚至無法作用，細胞因此無法得到充足的氧氣和養分，廢物也無法有效排出，接著就會死亡、退化，甚至導致整個器官失去平衡。最終結局就是疾病突然爆發，看似沒有任何原因，或是只能歸究於年紀大了。總之，健康的消化功能夠幫助身體定期排除多餘物質，其重要性不言而喻。

間歇性斷食的功效

健康的腸道需要休息時間，**攝取天然的蔬食飲食則有助於培養健康的腸道菌叢，進而使免疫系統發揮正常功能。**若再加上勤做本書推薦的合適運動（請見第八十二至一百零九頁），就能再助消化系統一臂之力。

14. 糖尿病

又稱為成人型糖尿病的第二型糖尿病好發於老年人身上，現在有成為流行病的趨勢。在德國，幾乎每十人就有一人患有糖尿病，患者本身都有胰島素抗性的問題，通常就是糖尿病的前兆，而此數據還不包括許多尚未回報的病例。

原因和影響

糖尿病的最佳療法是了解胰島素分泌的循環過程。健康的人，胰臟會持續釋放少量胰島素，在進食後則會釋放較大量的胰島素。胰島素會轉換醣分供細胞使用，讓身體維持足夠能量。

如果我們吃的是水果和全穀物，也就是所謂的低醣食物，醣分進入血液的時間會更久，濃度也更低，因此胰臟只會產生適量的胰島素。快糖（特別是含糖飲料）、軟性飲料、精製澱粉、巧克力和甜食的醣分會很快進入血

液，並導致胰島素分泌過多。

　　以上情況越常發生，對胰臟的負擔就越大，而大量胰島素也會使細胞對胰島素越來越不敏感，進而使胰臟必須製造更多胰島素，因為身體希望細胞獲得足夠的醣分，惡性循環就此展開。血液中的胰島素濃度持續過高會導致體重上升，且對胰島素的抗性也會越來越高，這就是糖尿症的發病前兆。

　　醫生通常會建議糖尿患者遵守石器時代或原始人飲食原則，但不幸的是，這麼做只會使糖尿病惡化！因為脂肪和動物性蛋白質也會導致身體釋放更多胰島素，可惜沒幾個人知道。

　　目前蔚為風行的高脂飲食（Fetthype）的問題點在於，以第二型糖尿病來說，身體製造的胰島素已經不夠了，細胞卻又對吸收醣分產生了抗性；你可以把胰島素想成打開細胞大門的鑰匙，但是卻和鎖頭不合，因為卡了太多身體脂肪和膳食脂肪，導致整個過程被迫中斷，所以就算製造再多胰島素也沒用，被脂肪包圍的細胞就是沒辦法吸收。這個轉換機制不只適用於糖尿患者，即使是健康的人，高脂飲食也會影響身體轉換醣分的能力。

間歇性斷食的功效

　　間歇性斷食加上純素飲食，這是對糖尿病最有效的首選療法。這麼做可以讓身體攝取剛剛好的營養，完全符合大自然的巧妙設計。在斷食期間，胰臟有時間休息與再生，而血液中沒有胰島素時，身體就會開始燃燒脂肪並產生酮體，然後慢慢修復糖尿病帶來的所有負面影響。細胞和細胞壁則可清除所有代謝廢物，身體的自癒過程就此展開。

　　我一再見證糖尿患者因此踏上痊癒之旅，每天都能看見微小的進展，讓病情最嚴重的患者也能堅持下去。對糖尿病患者來說，最棒的事就是不用每天注射胰島素，並聽到醫生宣布：「恭喜你康復了！」

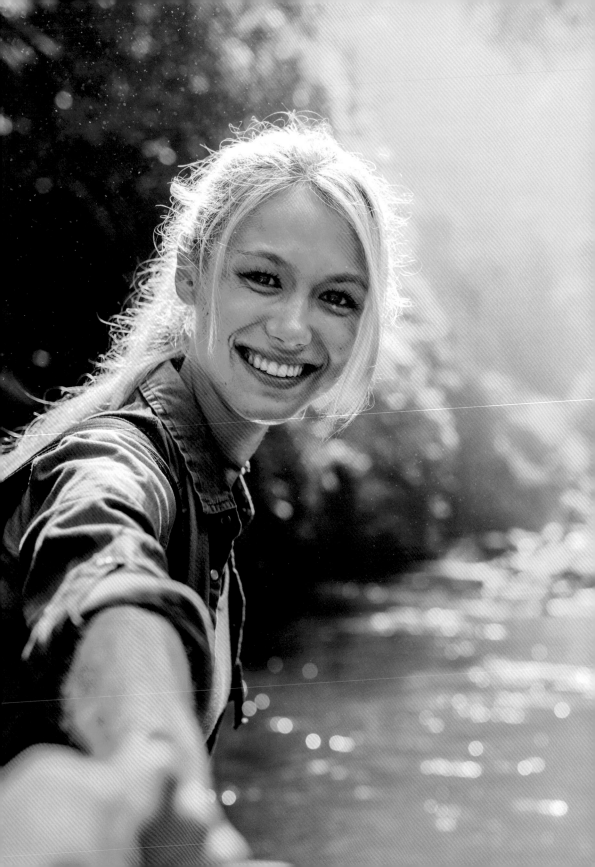

實戰篇

健康人生的公式：蔬食斷食＋運動

為什麼最好不要吃動物性食品？要如何讓身體保持健康又苗條？
哪些食物成分是毒藥？為什麼？本章將一一為你解答。

植物性和動物性營養比一比⋯⋯⋯⋯⋯⋯⋯⋯⋯⋯⋯ 058

生命的根基：吃、喝、動⋯⋯⋯⋯⋯⋯⋯⋯⋯⋯⋯⋯ 074

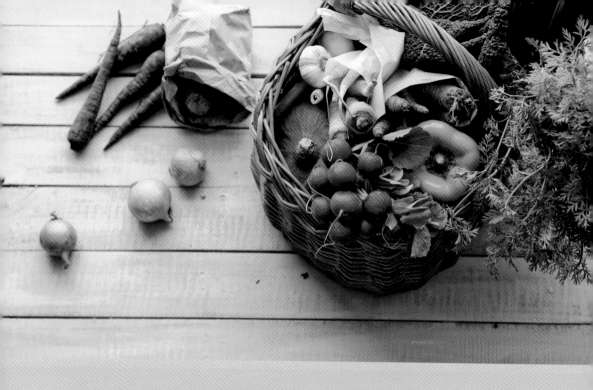

植物性和動物性營養比一比

　　吃飯不只是攝取食物，更代表安全、信任、享受、愉悅及歡喜的感受。誰想放棄這麼棒的事？我多年來在這個領域累積獲得的豐富知識，有些人認為一點也不重要，某些好友甚至覺得我姿態過高，甚至跟我斷絕往來。

　　正因如此，我和我先生決定在佳節、朋友見面和家庭聚會時，除非有人問起，否則絕不主動開口談論這個話題。但我承認，有時還是會忍不住，因為面對身邊的親朋好友，我們還是想分享這些知識，希望他們能因此受益。

　　但在我的診所，情況完全相反，來找我的患者都有明確的目標，通常會問很多關於健康飲食的問題，我當然也樂於回答。我會在《法蘭克福新聞報》（*Frankfurter Neuen Presse*）的每週專欄發表文章，也會以健康專家的身分擔任電台嘉賓，而這些與營養學有關的實用知識即便和主流學說不符，仍然受到大家的歡迎。

　　接下來我會說明為什麼以蔬食為主的飲食遠勝過其他飲食方式。用不了多久你就會發現，除了擺脫壞習慣和錯誤觀念外，你不僅毫無損失，還能獲益良多。我知道我的營養哲學還是會引起一些爭論，但我打從心底相信本書介紹的飲食方式和生活模式——間歇性斷食法結合跨學科的科學知識、親身經歷，以及眾多患者的成功案例。

「放棄肉，我做不到！」

　　這句話我不知道聽過多少次了，但事實上你不需要完全不吃肉，吃多少才是關鍵：肉在飲食中的比例不應超過百分之五！百分之九十五以上是蔬菜才是最健康的飲食原則，這就是為什麼我真心建議大家盡量避免吃動物性食物。重點是我不會逼各位一定要這麼做，或許你決定只要少吃一點肉和乳製品，這樣也很棒。每天進步一點點，只要少吃一點肉，就會更健康一些。我的許多患者一開始是先不吃乳製品和香腸製品，然後改吃較少但品質較好的肉。每個人都可以選擇最適合自己的方式做出改變，只要大方向對了就好。

　　建議大家親自嘗試不同的食物，感受其中的差異。為了助大家一臂之力，我在此引用我的摯友克勞斯·萊茲曼醫生的一句話：「肉曾經也有生命。」當然，這句話也適用於海鮮，因為它們雖然富含蛋白質，但重金屬含量也很高。此外，也請盡量少吃動物性乳品和乳製品（請見第六十四至六十六頁）。雞蛋也是，它們不僅含有大量殺蟲劑，近年更爆出芬普尼汙染事件，還可能與前列腺癌的生成有關。

我們可以吃動物嗎？

「我們可不可以吃動物？」這是哲學問題，也是道德問題。

許多人喜愛肉的味道，並相信身體不能沒有動物性營養，且動物生來就是要給人吃的。對此我當然抱持懷疑態度，你會吃自己所愛的狗、貓或馬嗎？你現在心裡一定在想，也太令人作嘔了吧？因為你和這些動物有親密的夥伴關係。然而，我們吃牛、豬或羊，只是因為我們不認識這些動物嗎？

會發生什麼事？

哲學家理察‧大衛‧普列希特（Richard David Precht）曾提出一個想像情境：一群外星人降落在地球，擁有遠高於我們的智慧，因此完全不尊重人類，也不把我們視為平等物種，並選擇威嚇我們。他們開始屠殺人類，把我們當成美食，而且特別愛吃鮮嫩的小孩，甚至把人類的皮膚拿來做成用品，還會拿人類來進行醫療研究。

有天，一位人類鼓起勇氣問外星人：「請你們睜開眼睛看看，人類因你們的行為感到絕望，母親因孩子被帶走而尖叫哭喊，從集體宿舍被運往屠宰場的人滿臉驚恐、害怕死亡。你們是什麼樣的生物？難道沒有一點同情心嗎？」外星人答道：「我們比你們高等太多了，人類和我們不是同類生物，更何況你們吃起來實在太美味了啊。」

個人經驗分享

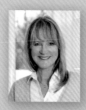

停止吃肉

為什麼要等到多年後的科學證明，動物性食物確實會導致人類生病，甚至痛苦死去，我們才要放棄吃肉？這樣做有什麼好處？如果目前的科學已證明兩者高度相關，是我的話，就會立即做出改變。

蔬食飲食：全營養、新鮮、有機

我認為只要搭配正確的食譜並補充維他命 B12（請見第六十三頁），純素飲食是最健康的飲食方式，近期研究也都支持這個論點（請見本頁）。

如果病人身患重症來找我求助，我一定會建議他們改成純素飲食，並搭配十六小時斷食／八小時進食的原則（請見第七十四頁）。患者只要嚴守此原則，健康狀態通常很快就能改善，但如果患者一直「破戒」，無法不吃動物性產品，通常要等很久才會見效。

在演化史中，人類從來不是百分之百的草食性動物，而是會根據生存時代、文化和社會階級，決定動物性營養在飲食中的比重。根據最新研究顯示，我們祖先的飲食營養來源只有極小部分來自動物。而今日，我們完全可以依靠高品質的蔬食維生，這種飲食方式足以提供充分營養，而且原理比以前更加淺顯易懂。

哈佛大學的一項大型研究納入了十三萬名受試者，並取得令人驚歎的結果：攝取較多植物性蛋白質與較少動物性蛋白質，可有效降低得到心血管疾病的機會，整體死亡率也更低。

為什麼要吃有機蔬菜？

答案很簡單，因為有機蔬菜比傳統蔬菜更營養。新堡大學的一項後設分析研究是目前斷食領域中最為全面的研究，由馬辛・巴倫斯博士（Marcin Baranski）主持，發表於三百四十三家設有審查機制的知名期刊，主題是維生素、植物化學物質、抗氧化劑、化學農藥、亞硝酸鹽及硝酸鹽、有毒重金屬（例如鎘、砷、鉛）、營養素以及其他微量元素與健康的關係。

研究結果證明，有機蔬菜所含的抗氧化劑，比傳統蔬菜多上百分之十八到六十九。這種物質可以有效預防與對抗癌症、心血管疾病以及神經退化疾病。此外，有機水果的維生素 C 和茄紅素含量也比較多。這項研究結果合乎邏輯，因為有機水果必須想辦法自行產生抗氧化劑來對抗不良的環境因子、害蟲與其他壓力，但傳統水果依賴殺蟲劑，因此無法自行產生這些對健康有益的物質。

在殺蟲劑與重金屬方面也有明顯的差異。有機水果的重金屬鎘含量最多可少百分之四十八。因此，以最自然的方式種植的蔬果顯然是較健康的選

擇。這也是理所當然的事，畢竟我們的基因肯定不認識數十年前才由傳統農業開始使用的人工物質或毒藥。

關於纖維

消化系統疾病有日漸攀升的趨勢，小自較無害的食物不耐症，大至較嚴重的慢性腸道發炎，像大腸憩室發炎或克隆氏症，甚至大腸癌。

我們合理懷疑，現代人飲食的纖維含量遠低於我們的祖先。目前每天的最低纖維建議攝取量為三十克，我認為這個標準太低，因為我們祖先攝取的纖維很可能是它的兩倍以上。儘管如此，我們常常連三十克的標準都無法達到。纖維是保持消化系統健康的關鍵，有助於培養腸道好菌，進而強化百分之八十以上都位在消化道中的免疫系統。

膳食纖維（也就是蔬菜）的主要功效就是具有膨潤力，因此能讓我們產生飽足感、排便更順暢，也比較不會便祕。過多的膽固醇還會和纖維結合並排出，而健康的腸道菌叢則能預防大腸癌細胞生長。

只有植物才含有纖維，主要來源包括豆類、全穀類食物、沙拉、蔬菜、水果和堅果。十四天全面升級計畫的完整食譜中大量使用了這些美味食材（請見第一百一十至一百四十一頁）。

新鮮食物與陽光

早在一九三二年時，諾貝爾物理學獎得主埃爾溫‧薛丁格（Erwin Schrödinger）就透過波動方程式來呈現原子中的運動方式，並假設透過陽光進入食物的光子具有讓人體秩序恢復正常的力量，因為他認為疾病通常和體內秩序的崩壞有關。

而在一九七五年，生物物理學家弗里茲波普博士（Fritz Albert Popp）也證實了這個假設。他成功在活著的生物組織中找到生物光子，並以圖像方式呈現出植物和食物中最細微的光子。負責維繫身體秩序的細胞彼此會互通有無，而薛丁格和波普等科學家都認為，光波就是細胞間的語言，負責傳遞訊息的則是結締組織、筋膜結構以及細胞間隙，並讓這些資訊得以直達細胞核。因此，只要細胞間能正常溝通，身體就能正常運作。

截至目前為止，所有頂尖營養學家的研究都支持這項概念，包括畢爾歇‧本納、「葛森療法」的發明人馬克斯‧葛森醫生（Max Gerson, 1881-1959），以及全食物飲食的先驅沃納‧科拉特（Werner Kollathm, 1892-1970）。沃納‧科拉特在二十世紀前半期的觀察，得出了相去不遠的結論：生命力十足的新鮮食物具有調節能力，是治療身體的關鍵。

這是爆炸性的知識。假設生命的能量來自太陽，我們只要透過全營養的蔬食飲食吸收陽光能量，就可以獲得大自然神祕的治癒力。如果我們無視這個天大祕密，反而要求身體消化「低卡、死氣沉沉的食物」，不是很可笑嗎？這樣身體遲早會失控，當然也就會生病。

純素主義者不可或缺的營養：維生素 B12

維生素 B12 主要存在動物性食物（蛋、肉、奶）中，但也可以從綠藻或海苔等藻類中攝取。如果你決定實行純蔬食飲食，就一定要補充維生素 B12（請見第六十四頁）。因為我們從古至今都是雜食性動物，所以不會有維生素 B12 缺乏的問題，只要很少量的動物性食物就能滿足身體對 B12 的需求。這也表示我們從來不需要大量的動物性食物。

除此之外，蔬菜、沙拉、根莖類、水果所含的細菌也會製造這種維生素，不過我們在徹底清潔生鮮食材時，通常也把細菌和維生素 B12 一起洗掉了。

蛋白質現況

講到蛋白質，我們通常會想到動物性食物，例如肉、香腸、魚、蛋、乳製品。不幸的是，「肉是生命的來源」和「牛奶讓人恢復活力」這樣的觀念已深植人心，或許這也是低醣、原始人或石器時代飲食又重新蔚為風潮的原因。

動物性蛋白質

常有人說，蔬食無法提供充足的蛋白質。完全不是這麼回事！因為攝取太多動物性蛋白質會讓你生病。早在一九五〇年代，法蘭克福大學的羅特哈・溫特醫學博士就透過科學研究證實了這個結果。他證明了「蛋白質儲積症」的存在，也就是因為攝取太多的動物性蛋白質，導致細胞膜阻塞、養分無法進入。

甚至連世界衛生組織（WHO）也將牛肉、豬肉、羊肉等肉品，以及香腸、火腿等加工肉品列為致癌物。世界衛生組織提供的數據十分嚇人：每天攝取加工肉品五十克，罹患腸道癌的機率就會增加百分之十八。現有數據顯示男性平均每週消耗一・二公斤的加工肉品，女性則為六百五十克。

早在二〇〇九年，美國國家癌症研究所就已得出類似結論，該研究收集了超過五十萬名受試者的資料。攝取大量紅肉的受試者，罹患大腸癌的比率增加了百分之二十五，肺癌的比例則增加了百分之二十，食道癌和肝癌的機率更是上升到百分之六十；該研究同時也觀察到攝取紅肉與胰臟癌的關聯。

個人經驗分享

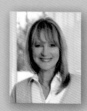

維生素 B12 替代品

每日請補充五百毫克的維生素 B12。令人意外的是，即便每天攝取大量的動物性食物，六十歲以上的人還是有三成嚴重缺乏維生素 B12。部分原因是，這個年紀的人會定期服用許多藥物，使胃黏膜功能失調，無法有效吸收維生素 B12。因此一直以來，缺乏維生素 B12並不只是蔬食者的問題。蔬食者都知道必須補充維生素 B12，但雜食主義者不知道兩者關係，反而在不知不覺中長年受維生素 B12 缺乏所苦，嚴重影響生活品質與健康。

資訊補充站：阿特金斯飲食法

　　這種飲食法幾乎不含任何碳水化合物，並會大量攝取脂肪和蛋白質，可以讓身體將脂肪轉換成供應能量的酮（請見第三十到三十二頁）。阿特金斯飲食法爭議性十足，因為已有證據顯示，有人因為執行這個飲食法而死亡。

牛奶的影響

　　你知道為什麼現在華人會攝取這麼多牛奶和乳製品嗎？很簡單，想要長得更高、更壯。我沒有開玩笑，這就是動物奶和乳製品成為我們一大健康災難的原因。許多人仍然相信牛奶對健康很好，卻沒有多少人想過，成人吃下專門給小牛的食物會不會對健康有害。

　　現在許多不容我們否認的科學知識已證實其害處。梅尼克教授（Prof. B. C. Melnik）在研究中清楚證明，小牛在喝牛奶時，牛奶會啟動細胞成長的核心開關，也就是酶複合體「mTORC1」（哺乳動物雷帕黴素靶標複合物 1）。牛奶會傳遞刺激細胞分裂的所有必要訊號，其中幫助 mTORC1 啟動的關鍵物質就是胺基酸，而牛奶蛋白質中含有高濃度的胺基酸，能夠進一步促使身體釋放胰島素和 IGF-1 等生長激素。

　　然而，牛奶還會傳遞第二波強烈訊號，很可能啟動與病毒類似的機制，微核糖核酸會透過一種類似病毒的粒子，在喝牛奶的對象體內進行基因物質轉譯。微核糖核酸是哺乳類動物的基因調節元素，會抑制負責「煞車」的蛋白質分子形成，進一步導致生長加速。在出生後不久的成長期間，這些成長加速因子不僅必要，更受到歡迎，但長期下來則會造成生長過度的問題。

　　上述兩種機制等於在為下列疾病推波助瀾：過重（過度刺激肥胖細胞）、糖尿病（過度啟動胰臟內產生胰島素的胰島細胞）、癌症（過度刺激依賴 mTORC 生長的癌細胞）、失智症（過度啟動神經細胞中的蛋白質生物合成機制）以及痤瘡（過度刺激皮脂腺）。如果你是第一次得知這些資訊，又正受這些疾病所苦的話，請不要再喝牛奶了！

植物性蛋白質來源

　　植物有很多超棒的蛋白質來源，包括豆莢、大豆製品（味噌、納豆、天貝、豆腐）、菜豆、小扁豆或豌豆。另外，堅果和種子（核桃、腰果、榛果、杏仁、南瓜子、大麻籽、奇亞籽）、穀物（其中又屬藜麥最為營養），以及糙米、蕎麥、玉米、燕麥、裸麥、小麥和豆芽，都是非常優質的蛋白質來源。

　　我再次強調，全蔬食飲食真的對維持健康十分有幫助，植物是很好的蛋白質來源，不像動物性產品會產生各種不良副作用。

　　別忘了，這些來自工業養殖法的肉、魚、蛋和動物奶，都含有劑量不低的抗生素殘留、殺蟲劑、重金屬、激素和促炎性脂肪，肉食主義者天天都把這些壞東西吃下肚，這樣還不足以說服你盡量少吃動物性蛋白質嗎？當然，完全不吃最好！

向碳水化合物說好，向糖說不！

　　糖對健康有害，而來自全穀物、豆類、蔬菜、水果、馬鈴薯等食材的全營養碳水化合物，不但對健康有益，更是健康的必需品。很可惜，低碳水化合物風潮帶來許多子虛烏有的謠言。我們的大腦、神經細胞與血紅素都需要葡萄糖，因此身體會以肝醣的形式儲存至少二十四小時（在不運動的情況下）所需的醣分。碳水化合物與脂肪是身體最重要的能源來源，負責支援身體一日所需的能量。每一克碳水化合物含有四大卡，每克脂肪則有九大卡，而且我們需要這些大分子來調節體內蛋白質和脂肪的新陳代謝機制。

　　攝取過多糖和許多疾病的形成息息相關。平均來說，糖在德國人的飲食中佔了百分之十五到十八，有些對糖上癮的人吃得更多。糖加上脂肪等於雪上加霜，會使我們想吃更多（暴食症），這欲望幾乎無法克制。你可能也經歷過，因為吃洋芋片的時候就是這樣！洋芋片裡也有糖？沒錯，糖無所不在，許多美味的速食都有加糖！快去看一下成分表吧。

好糖和壞糖的差異

　　單醣、雙醣和多醣的區別依其醣分子數量而定。最常見的**單醣**是葡萄糖和果糖。**雙醣**則包括食用糖、麥芽糖和乳糖，常見於甜食、軟性飲料、冰淇淋、軟糖和巧克力中。食用這些糖類的危險之處在於它們只有熱量，而且會使血糖快速上升。雖然水果也含有果糖，但因為也含有大量纖維和多種營養成分，所以不會導致血糖飆升。

　　多醣則是碳水化合物的聚合物，含有較長的醣分子鏈。最重要的多醣是澱粉，來源包括穀物、全穀物產品、馬鈴薯和豆類。食用多醣時，血糖會緩慢上升。這種長鏈的醣類在進入血液前的分解速度較慢，因此血糖起伏不會過大，胰臟也可以慢慢製造胰島素，而太多胰島素會導致變胖與生病。你知道嗎？人們為了使動物增重，方法就是在飼料中加入胰島素。

果糖陷阱

　　果糖聽起來好像很健康，但實際上果糖是什麼？為什麼果糖是很多疾病背後的元凶？很多人以為果糖是來自水果，事實上，一般食用糖如白糖或紅糖，以及水果中的糖分，雖然都含有果糖和葡萄糖，但身體利用這兩種糖類

的方式卻大不相同。葡萄糖會透過胰島素傳遞給細胞並直接轉換成能量，而身體會將過多的葡萄糖轉換成脂肪儲存起來，進而造成肥胖問題。

長久以來，我們一直將果糖視為無害的成分，甚至建議糖尿患者將果糖當作糖類來源，因為果糖不會導致血糖上升。它只能在肝臟中轉換成葡萄糖、能量或脂肪酸，過程中不需要任何胰島素。但如果攝取過多，果糖還是會被轉換成脂肪，進而演變成脂肪肝。約有三分之一成人有脂肪肝，卻無所察覺，因為肝臟沒有痛覺。肝臟會因此無法發揮解毒功能，使患者出現疲乏症狀，同時還會產生胰島素抗性，也就是成人型糖尿病（第二型糖尿病）的前兆。

脂肪的真相

德國人的食物熱量最多有百分之四十來自脂肪，遠高於建議攝取量，主要都來自於動物性產品，像是肉、香腸、蛋、抹醬及乳製品。這些脂肪大多是飽和脂肪酸，與導致身體發炎的機制脫不了關係，也與我們的文明病密切相關。

相較於不飽和脂肪酸 Omega 3，動物性食物裡的不飽和脂肪酸 Omega 6 含量遠高於植物性食物。攝取過多的脂肪酸 Omega 6 是引發身體發炎反應的主因，進而增加罹患文明病的風險，如過重、糖尿病、脂質代謝疾病、痛風、各種心血管疾病（包括高血壓、冠狀動脈硬化、中風、心肌梗塞）、過敏、自體免疫疾病、神經退化疾病（例如多發性硬化症、老人痴呆），以及大腸癌、乳癌和前列腺癌。

如要避免這些疾病，只要將脂肪攝取量減少到百分之二十，最多不要超過百分之三十，就可見成效。最簡單的辦法就是在煮飯時少用點油或脂肪（請見第七十二頁）。

這樣吃，心血管最健康！

這是卡爾德威爾・耶瑟斯汀醫生（Caldwell B. Esselstyn）的著作，
他是讓柯林頓成為全世界最知名蔬食主義者的醫生。

前美國總統柯林頓就是透過純素飲食，逆轉了自己的冠狀動脈心臟病。耶瑟斯汀醫生在一九八五年時，首度要求二十四位患有嚴重冠狀動脈心臟病的患者實行純素飲食，其中許多患者已植入血管支架。大約幾週後，六位患者放棄純素飲食，接著病情就開始惡化；另外十八位沒有放棄的患者，則保持健康狀態，不僅心臟血管明顯變寬，使血流供應有所改善，在二十年後更已擺脫冠狀動脈心臟病。

左旋精胺酸的角色

純素飲食會啟動一種罕為人知的機制：血管內壁會開始製造一氧化氮，而促進一氧化氮形成的主要成分則是名為左旋精胺酸（L-Arginin）的胺基酸，常見於豆類植物中。一氧化氮可避免斑塊形成、透過肌肉細胞防止沉積物生成，還可降解成形的斑塊。這項發現於一九九八年獲得諾貝爾醫學獎。而動物性來源的蛋白質在代謝過程中會產生非對稱性二甲基精氨酸（asymmetrisches Dimethylarginin, ADMA），這種化合物會取代左旋精胺酸，進而導致身體能產生的一氧化氮減少。

預防動脈硬化

我們可以透過間歇性斷食和植物飲食來預防與治療動脈硬化，輕鬆保持健康。血液中膽固醇太多是導致動脈硬化的原因之一。如果血液中的膽固醇濃度過高，就會吸引白血球去吞噬膽固醇，白血球吞噬過多膽固醇，就會變成泡沫細胞堆積在血管壁上；接著血管壁開始發炎，導致血管因沉積物而變窄。膽固醇大多來自動物性產品，所以採行全蔬食飲食幾週後，病態性膽固醇飆高問題通常就會神奇地消失。

停止供應膽固醇

我們的身體自己會製造膽固醇，所以不用再從食物中攝取。膽固醇存在所有人體細胞中，是許多重要物質的必要元素。舉例來說，體內的膽固醇接觸到太陽輻射後會生成維生素 D，細胞膜中也含有大量膽固醇，如果沒有膽固醇，身體就沒辦法產生雌激素、黃體素、睪固酮等激素。

遺傳不是藉口

少數人確實是遺傳性的脂肪代謝異常，但據我所知非常少見。當患者表示他們的膽固醇過高是遺傳，因為爸爸、祖父或叔叔伯伯都有同樣問題，這時我會先詢問他們的飲食習慣，而這些家人的飲食習慣通常和我的病人差不多，所以顯然跟基因沒有關係。

還要留心哪些物質？

再次重申，我不是要禁止各位做任何事，只是要告訴你們哪些行為會對身體造成傷害，只有你自己才能決定要怎麼做。

人工添加劑

現代食品工業無法不使用人工添加劑，色素、防腐劑、安定劑、代糖、甜味劑已成為價值數十億的產業。市面上共有三百二十種以上經核准、標有歐盟 E 識別編號（E-Nummern）的添加劑，充斥在我們每天吃下的食物中。幾乎所有包裝食品都含有「外來」物質，為的是讓已經習慣充滿人工調味速食的消費者，都能吃到熟悉的味道。

這些外來物質通常是人工製造，不會出現在天然食物中。直到一九七四年，這些物質才在德國《食品與日用品法》（*Lebensmittel und Bedarfsgegenstandgesetzes*）中，重新命名為聽起來無害的「添加劑」。在多個機構的背書下，消費者相信這些添加劑經過嚴格控管，攝取一定的量不會對人體造成傷害。

但大家不知道的是，評估標準經常變動，而且研究結果常常相互衝突。在評估這些非天然物質的危險性時，如果我們都能謹記身體只能適應基因本來就熟悉的物質，或許就能做出更正確的決定。更可怕的是，目前沒有任何

研究探討這些物質的長期影響或交互作用。

一發不可收拾：鋁加上檸檬酸

孔拉德・拜洛伊特（Konrad Beyreuther）教授是知名的阿茲海默症研究人員，他特別關注輕金屬鋁這個物質，並認為阿茲海默症患者腦中的定時炸彈，也就是斑塊和糾纏成團的蛋白纖維，和鋁脫不了關係。拜洛伊特教授也曾抱怨沒有任何研究探討這些物質的交互作用，特別是與食物添加劑一起使用的情況，例如鋁加上檸檬酸。

鋁和檸檬酸都是對人體無害的物質，但兩種東西加在一起，似乎會對人體組織產生龐大的破壞力。這兩種物質的 E 識別編號分別是 E 330（檸檬酸）和 E 173（鋁，食品包裝）。

健康的身體吸收鋁後會自行排除，不會造成任何傷害。但是，如果食物中同時含有檸檬酸，兩相結合就會形成另一種分子。在檸檬酸的幫助下，鋁可以穿過血腦障壁，這個組織在正常情況下可保護大腦不受有毒物質傷害，但檸檬酸和鋁的結合物卻能進入大腦，並帶來致命的後果。事實上，檸檬酸能夠攜帶許多活性成分複合物進出身體組織。檸檬酸進入大腦後，會經由一種特殊的酶被分解掉，此時鋁就留了下來，因為無法排出而開始對大腦造成傷害。這種閃閃發亮的金屬對神經細胞的毒性極高，會導致細胞緩慢死亡。

現代飲食的鋁含量非常高，成人每天的攝取量超過建議量六倍，兒童甚至可能更高。舉例來說，軟性飲料通常含有大量檸檬酸，這種飲料放在鋁罐中越久，釋放到飲料中的鋁就越多。因此，請盡量避免用鋁箔紙裝酸性食物，不妨考慮用傳統的三明治包裝紙。最好也不要用鋁盤，或將食物存放在鋁罐、鋁碗和類似容器中，也不要用鋁箔紙烘烤食物。反正，家中不要出現鋁箔紙就對了。

反式脂肪

這種極為有害的脂肪的前身是植物油，加工業者透過高溫使植物油硬化，取得分離後的油脂，例如乳瑪琳。殊不知，長時間的高溫加熱使脂肪的分子結構產生變化，變成對人體健康有害的物質。反式脂肪酸就像一團黏乎乎的東西，會附著在細胞壁、血管和神經上，嚴重影響相關功能。

　　反式脂肪酸是導致許多現代文明病的源頭，如心血管疾病、過敏、癌症等，存在於薯條、洋芋片、油炸物、德國甜甜圈、酥皮類食物，以及各種烘焙甜點、速食、抹醬、麵包、冰淇淋、香腸，甚至是穀物棒和麥片中。

　　身為消費者，你最好留意成分表（包括即食食物）上有沒有「硬式脂肪」或「部分氫化脂肪」，有的話就盡量避開。但如果是沒有包裝的食物，就很難判斷是否含有反式脂肪了。

糖化終產物：鮮為人知的危險分子

　　糖化終產物（Advanced Glycated Endproducts, AGE）是加速老化過程的眾多毒物之一，我們常常低估它在許多疾病中扮演的角色，例如黃斑部退化、動脈硬化、腎臟損傷或循環相關疾病，此外，AGE 還會傷害大腦和認知能力，進而引發神經退化疾病，像是失智症或帕金森氏症。

　　AGE 是非天然且有害的化學複合物，由蛋白質和碳水化合物組成，可能導致氧化壓力、組織失去彈性、身體發炎等問題。更可怕的是它還會拖慢 Sirtuin 重要的修復工作。

　　日常飲食是這些有害 AGE 的最大來源，脂肪、蛋白、糖在經過高溫加熱、燒烤、烘烤或煙燻後，都帶有這種物質。

　　目前大約有超過五百種日常用品經檢測含有 AGE。其中以香菸煙霧的含量最高，肉、魚、起司和其他高度加工食物的 AGE 則僅次於香菸，植物性食物的含量則極低。而烹煮方式也同樣重要，蒸煮產生的 AGE 較少，但燒烤、烘焙等方式就多上許多。

麩質

　　大約一萬年前，人類從野草中培育出超過兩萬五千種稻麥，一開始是最原始的單粒小麥；接著在西元前，人類透過雜交育種培育出第一種「普通小麥」，比較容易進行再加工；而現在能夠大量生產的小麥，和古老的單粒小麥幾乎沒有任何相似之處。

　　一九七〇年，諾曼・布若格（Norman Borlog）醫生因為發明基改普通小麥獲得諾貝爾獎，他將該種小麥命名為「墨西哥小麥」，他在小麥中植入「侏儒」基因，讓麥稈變短，並提高麥穗的產量。印度的小麥產量因此在十

年內翻了三倍，而墨西哥的小麥也在短短四年後就不再仰賴進口。

但另一方面，這個基改品種讓小麥中的麩質基因和內含物都產生了劇烈變化，這可能和越來越多人患有麩質不耐症的現象有關。在一九五〇年至二〇〇五年間，受乳糜瀉所苦的人增加了五倍，這是嚴重麩質不耐症所引發的疾病。

黑麥、斯佩爾特小麥、卡姆小麥、大麥含有原始、未經改造的「麵筋」（麩質），我的患者常常告訴我，他們食用這些古老麥種時從來沒有問題，但吃現代小麥產品時就不是這麼回事了。

麩質不耐的典型症狀包括疲倦、脹氣、反覆腹瀉、頭痛、注意力不集中和經常感到飢餓。

患者出現這些症狀時，我不會馬上認定是麩質造成，但會建議患者多多觀察，看看自己的症狀是不是因麩質而起。首先，避免食用任何含有麩質的穀物，改吃米飯、燕麥、鷹嘴豆、莧籽和蕎麥，加工食品方面，則避開可能含有麩質的乳化劑或安定劑。如果發現自己的身體狀況好轉，自然知道原因何在；如果沒有任何改善，就表示你可以繼續享受好吃的全麥麵包了。

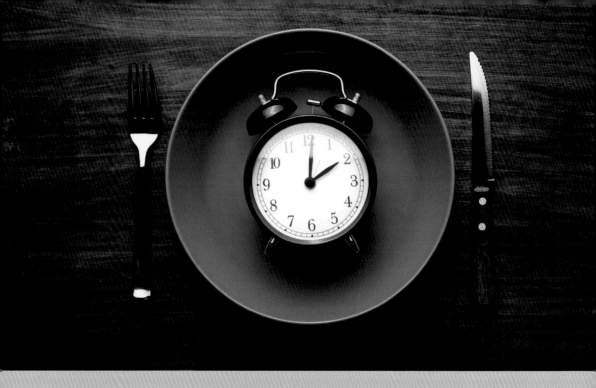

生命的根基：吃、喝、動

間歇性斷食很簡單，只要謹記下列原則：運動和健康飲食缺一不可！

16／8小時原則

把握下列簡單原則：一天在八小時內吃三餐，最理想的時間是中午十二點到晚上八點。如果因為晚餐聚會無法嚴守這個時間表，只要晚點吃隔天的第一餐就好；如果是假日要吃早餐，那就早一點吃當天的最後一餐。間歇性斷食的最大重點就是中間要禁食十六小時。

食物組合原則

　　大部分食物皆含有三種主要大分子：蛋白質、碳水化合物、脂肪，但含量各有不同，因此我們需要正確的食物組合原則。

　　相較於高蛋白質餐點，一餐中如果大多是碳水化合物，身體就需要不同的消化酶來消化這些食物，所以原則很簡單：高碳水化合物餐點應在中午或下午食用，高蛋白質食物則可放在晚上。在晚上，植物性蛋白質比較不會讓身體快速製造大量胰島素，因此身體可以好好休息，展開正常的脂肪燃燒程序，並開始排毒與修復受損細胞。

向零食說不

　　在我剛開始執業的年代，醫生常常建議大家少量多餐。直至今日，還是有很多醫生建議一天要吃五次蔬菜或水果，特別是糖尿病患者最好一天可以吃六到八次。我個人覺得這些建議很荒謬，如此一來，身體不就永遠無法休息了嗎？光是胰臟就必須不斷製造胰島素，等於敞開大門迎接糖尿病。

　　因為胃裡面一直有食物，Sirtuin（請見第三十三至三十五頁）也不會展開原訂的修復作業。然而我們都知道，一個人白天如果拚命工作，晚上就一定要休息、睡覺，隔天才有力氣繼續戰鬥。器官也是如此，休息是為了走更長遠的路。所以，間歇性斷食是讓身體在動靜之間找到平衡的最佳辦法，請不要再吃零食了！

個人經驗分享

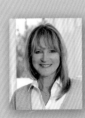

斷食讓我更有活力

　　我每天會禁食十八至二十小時，而在特別需要專注力的幾天，我通常只吃兩餐。如果你要開始嘗試間歇性斷食，最好遵循 16/8 小時原則，讓身體先習慣這種新的飲食方式。

細嚼慢嚥，消化快點！

　　這是古人的智慧。如果我們在吃飯時好好用牙齒把食物磨碎，消化系統的負擔就會少很多，還能為牙齦和牙齒提供適當養分，因為咀嚼食物時，口腔會分泌消化液，預先消化嘴裡的食物，尤其是碳水化合物。此外，咀嚼時會用到臉部肌肉，可以促進頭部血液循環，強化大腦的運作。

可以喝什麼？

　　在初次斷食的十四天中，你必須攝取充足的水分。每天至少要喝二‧五至三公升水，因為在分解脂肪細胞與啟動修復因子的過程中，身體會卯足全力來排除新陳代謝產物和釋放到脂肪細胞中的有毒物質，所以需要很多水分來維持運作。

早上為身體「加滿水」

　　早上先喝大約兩公升水，就能協助器官進入排毒階段，而且最好分成少量多次飲用，小腸才能有效吸收水分並釋放到體內。如果一次喝很多，水會直接進入大腸，干擾腸內的消化作業，甚至可能使體內的礦物質因此排出。和大自然一樣，綿綿細雨可以滲入土壤、使之濕潤，但傾盆大雨卻會讓土地水流成河、災情四起。

　　最好的選擇是純水、含微量礦物質的水、溫泉水或滲透水。為了多點變化，我早上會喝滴漏式咖啡，加上二至三片檸檬或柳丁，或是幾片新鮮的薄荷葉、檸檬香蜂草或羅勒。你可以隨自己的口味、心情和偏好做變化。

資訊補充站：正確咀嚼

　　吃飯時，請不停咀嚼，直到嘴巴充滿唾液，然後才把食物吞下去。這麼做的好處是你會更快有飽足感、不容易疲倦，還能促進消化。很多人消化不良的原因就是吃東西時囫圇吞棗。別忘了，牙齒本來就是用來咬東西的！

飯前喝水

一旦我們開始進食，身體就會分泌消化液分解食物；經過幾小時後，碳水化合物、蛋白質的胺基酸和脂肪的脂肪酸分子就會進入細胞中。消化液中會含有先前攝取的食物，所以喝水會稀釋消化液，進而使消化過程變慢，效果也會大打折扣。不過別擔心，因為在間歇性斷食期間，你在早上已經攝取了身體所需的大部分水分，所以接下來不喝水也沒關係。

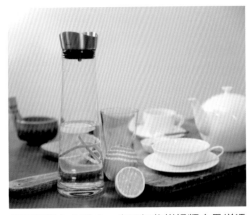

每天開開心心喝水，也可加些柑橘類水果增添香氣。

綠茶的祕密

綠茶中的植化素含量極高，其中的兒茶素具備極佳的健康促進效果。兒茶素不僅有抗菌和抗病毒的特點，也是綠茶抗癌的主因。在各種兒茶素中，EGCG（沒食子兒茶素沒食子酸酯）抗氧化物甚至能有效避免癌細胞形成。許多科學研究已證實，這種分子能有效抑制癌細胞周遭血管新生，而最新科學研究顯示，只要微量的 EGCG 就能產生效果。

但請特別注意，不是所有綠茶都含有這種有益健康的成分。兒茶素含量會因為種植地區、採收時間、製程和沖泡方式而出現很大差異，我認為日本綠茶是最好的選擇。另外，不論產地為何，最好也注意是否印有環保標章（歐盟環保標章），只有附標章的產品才不會含有任何有毒物質。

順帶一提，天氣熱的時候，冰綠茶喝起來更棒，還可以加幾絲檸檬皮或柳橙皮。

個人經驗分享

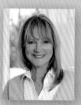

獨家綠茶配方

　　過去二十年來，我每天早上都喝綠茶，最喜歡的是日本常盤的有機玉露茶。

　　我會用一・五公升的玻璃罐，放兩茶匙茶葉，泡出來的茶會非常清爽順口，而且水溫最好是七十度，溫度過高的話茶會變苦澀。我會把茶包留在罐中直到喝完為止，泡過的茶葉還可以留下來做綠茶果昔，裡面尚有很多超棒成分。

運動可助細胞吸收營養

　　運動是讓營養抵達最終目的地的關鍵步驟。運動來自肌肉的動作，血流則仰賴心臟的運作，就是這麼簡單。但真正刺激的來了：我們體內最重要的運輸機制其實是血液循環！養分可以透過血液循環進入細胞，廢棄物則可從器官組織中排出。

　　但是，單靠心臟無法控制所有血管中的血流，血管必須透過肌肉收縮來產生回流壓力。總長達十六萬公里的微血管通常是壓力降幅最大的地方，所以需要靠結締組織來幫助血液回流。當養分透過微血管壁進入細胞間質時，身體就會透過由筋膜纖維的彎曲格狀結構形成的流動管道，將養分運送至細胞。透過身體動作產生的電流可讓細胞壁的電壓維持在七十毫伏左右，進而促進細胞吸收養分。

透過體外運動來啟動體內運作

　　除了一直運作的心臟肌肉外，身體內部的其他運作機制都必須仰賴體外運動。沒有運動的話，不論是靜脈瓣膜還是微血管中最小的瓣膜都無法將血液擠壓回心臟；沒有筋膜朝不同方向的運動，血管就會「打結」，然後塞住；如果沒有透過運動對結締組織和骨頭施加壓力，血管就無法在細胞壁產生吸

收養分所需的電流。

　　因此，經常運動是保持「體內運作」的必要前提，唯有如此養分和氧氣才能為細胞所吸收，代謝的廢物才可被送往負責排毒的器官。如果運動量不足，細胞就會「挨餓」，並導致更多廢棄物堆積在細胞間質中，這就是現代人缺乏活力和精神不振的主因，也是許多文明病與慢性病的根源（請見第四十四頁至五十五頁）。

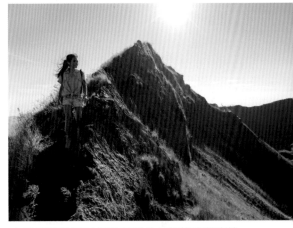

充足的運動可以促進身體的各種新陳代謝機制。

肌肉：激素製造工廠

　　肌肉不僅可以促進身體的新陳代謝，還有更多你不知道的功用。肌肉運動和收縮時會產生類似激素的副產品，即神經傳導物質「肌肉激素」（myokine），該物質是由丹麥教授本特·佩特森（Bente Pedersen）所發現。發現後的幾年間，科學家陸陸續續又發現超過三百種肌肉激素，估計還不止於此。

　　這種神經傳導物質非常重要，可以啟動肌肉、肝臟、大腦的新陳代謝機制，還可促進血管增生、肌肉生長、維護大腦的結構和功能、控管肌肉和脂肪的分布、控制脂肪分解，以及在體內打造抗發炎的環境。慢性發炎是許多疾病的溫床，因此肌肉激素形同於將慢性疾病扼殺在搖籃中。

　　身體必須產生足夠的神經傳導物質，才能對體內的新陳代謝機制發揮影響力，進而維持健康，這些機制的主要動力來源就是運動。下一章，我會為各位介紹間歇性斷食計畫中的運動部分。提醒大家，除了日常生活中的動作外，你一定要搭配一些特殊的運動練習，才能活動到特定的關節角度，讓全身組織活絡起來，以便產生足夠的渦輪效應。

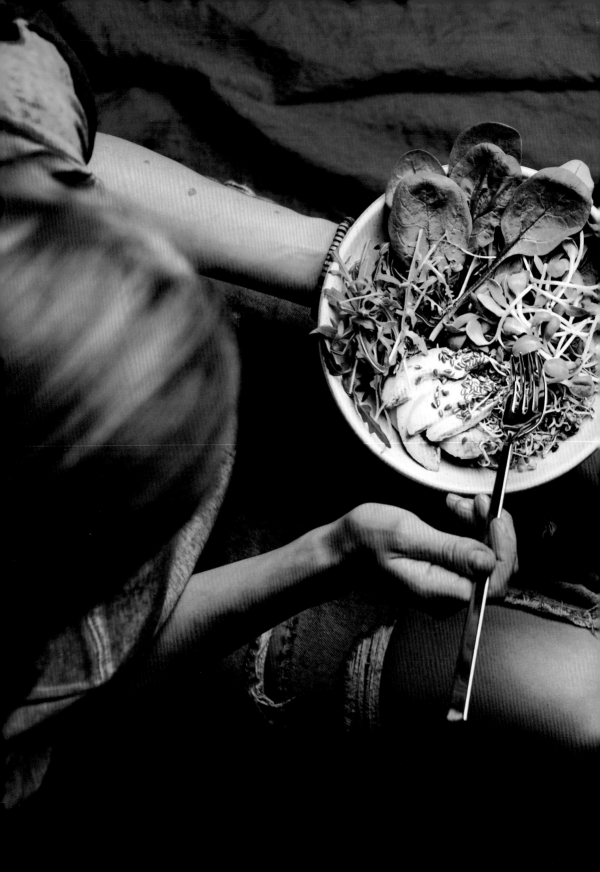

間歇性斷食
心動不如馬上行動！

認識佩特拉・布拉赫特醫學博士發明的斷食法，
它結合飲食和運動，幫助你重獲健康並保持下去！

用運動啟動斷食的渦輪 ⋯⋯⋯⋯⋯⋯⋯⋯⋯⋯⋯⋯⋯⋯ 082

十四天全面升級計畫 ⋯⋯⋯⋯⋯⋯⋯⋯⋯⋯⋯⋯⋯⋯⋯ 110

未來展望 ⋯⋯⋯⋯⋯⋯⋯⋯⋯⋯⋯⋯⋯⋯⋯⋯⋯⋯⋯⋯ 142

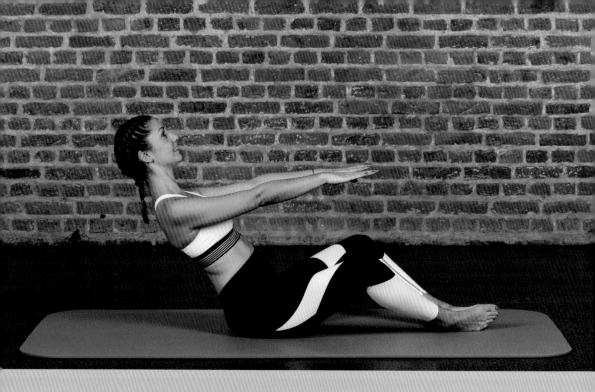

用運動啟動斷食的渦輪

　　受疼痛、肌肉緊繃、關節磨損所苦的患者不僅行動受到限制，傳統醫學能提供的幫助又十分有限，這是我們亟欲改變的現象。有鑑於此，我們發明了這套「利伯沙與布拉赫特運動」。哪些運動最能有效幫助人們進行間歇性斷食和重獲健康？若不是我們花了三十年完備這套疼痛療法，或許也沒辦法為各位回答這個難解的問題。

　　我們整合醫學、自然療法、力學、亞洲武術、運動知識，以系統化方式為疼痛分類，最後發現有二十七條肌肉筋膜只要出現高度緊繃狀態，就會成為疼痛主因。

　　據此，我們制定了利伯沙與布拉赫特的二十七項運動，它們能讓我們長期免於疼痛，還能幫助身體細胞充分吸收營養。

透過訓練放鬆肌肉筋膜

　　重點在於緩解、消除這二十七條肌肉筋膜的緊繃狀態，如此便可趕走疼痛，逐步強化身體的行動力與體力，並讓細胞和新陳代謝再次合作無間。不熟悉這套療法的讀者或許會心存懷疑，但其實道理很簡單：大部分疼痛的起因是肌肉筋膜過度緊繃，所以只要能夠使其放鬆，自然就能揮別疼痛。太過緊繃的肌肉筋膜也會使肌肉動作受限，因此若能消除緊繃，活動力就能改善。如果確實放鬆肌肉筋膜，身體就會像是放下手煞車的汽車一樣，重獲前進的動力。

運動計畫

　　我們要為身體提供合適且必要的元素：耐力、力量、活動力、肌力控制力和柔軟度，而這些元素都可以透過運動實現！除了耐力運動外，我們也特別推薦利伯沙與布拉赫特運動中的十二項運動（請見第八十六到一百零九頁）。

耐力運動

　　耐力運動最好可以同時運動到最多的肌肉群，我推薦北歐式健走、越野滑雪、游泳、橢圓交叉訓練機或賽艇。

利伯沙與布拉赫特運動

　　利伯沙與布拉赫特運動包含伸展及力量訓練，效果顯著，能夠有系統地放鬆緊繃的肌肉筋膜、消除疼痛及恢復行動力，同時還可加速分泌肌肉激素（請見第七十九頁）與促進新陳代謝。

　　只要持之以恆地執行這套運動，並搭配間歇性斷食法，就能持續改善體態、增強體力。首先，你可以視情況從初學者的動作開始，在疼痛緩解、行動力提升後，再開始從事耐力運動。

運動前注意事項

本章將介紹十四天全面升級計畫中會用到的十二項利伯沙與布拉赫特運動練習，一天做四項，一週兩到三次，一次三十到四十分鐘。

每項運動均由三個動作組成

在做第一個和最後一個動作時要盡全力伸展，變換動作時也要盡可能迅速、確實；做循環動作時，一樣要將身體拉伸到極限並放鬆，放鬆後的拉伸動作也要在身體可承受的範圍內逐漸增強。

第二個動作的重點在於盡量將身體維持在固定位置。下段將說明循環動作的重點。

循環動作

重複做第一個及最後一個動作時，你必須盡力繃緊肌肉，中場休息時才可以放鬆。你可以默數兩拍、休息，默數兩拍、再休息，反覆多次。這時必須反覆且快速地數拍子，以達到拉伸與放鬆的效果，伸展動作也要逐漸加強。每個動作通常會持續一分鐘左右。

而在第二個動作的部分，我們希望你能夠盡力維持正確姿勢。所以在做循環動作時，要全心全力保持姿勢標準。中場休息後，接下來的循環就不需要再數拍子了。

伸展強度

盡可能伸展肌肉，直到出現疼痛感為止，但要保持能夠輕鬆維持呼吸的程度。切記，不要讓自己的身體或心理產生對抗伸展動作的感覺。伸展時應該要覺得「剛剛好」，假如以十分來評量伸展運動的效果，「剛剛好」大概在九‧九分，滿十分可能就會變成「不太好」。為了達到最佳效果，伸展強度應該介於八到十分之間。

動作困難度

第一次做這套運動時，一定需要時間學習，這很正常，只要多做幾次就

會更加熟練。想徹底擺脫疼痛，關鍵在於盡力將每個姿勢做到完美。每個運動項目都有提供簡易版本，但請不要安於現狀，反覆嘗試，直到可以完成預設的標準動作為止。

肌肉緊繃度

運動時，請盡量用力繃緊肌肉。肌肉系統越緊繃，效果越好。這麼做可以快速增加肌肉的延展性、加速血液循環和新陳代謝，且肌肉在運動過程中也會生成更多肌肉激素，讓體重更快回到正常範圍。

持續時間

如果無法在時限內完成指定動作也沒關係，你一定會越來越上手。「時間」就是最好的判斷標準！想辦法在指定時間內完成每項運動，只要勤加練習，自然熟能生巧。

開始之前

運動時，請務必穿著柔軟舒適的運動服裝和輕便的訓練鞋，並使用可平放於地板、增加摩擦力的運動軟墊或瑜伽墊。每次運動最好都在同一時間、同一地點、穿著同樣的衣服、使用同一塊軟墊，這麼做可協助你建立規律。持續進行兩週利伯沙與布拉赫特運動後，你會覺得這些動作越來越簡單，做起來就像每天刷牙一樣輕鬆自在。

資訊補充站：疼痛發生時

如果你有劇烈疼痛、纖維肌痛、關節炎及椎間盤損傷、風濕、多發性硬化或帕金森氏症，不妨尋求利伯沙與布拉赫特疼痛治療師的協助，再由我們的整骨師協同治療。

此外，你也可以考慮更常做前述的運動和耐力訓練，因為不論你的健康狀況如何，身體肯定能夠，也想要持續接受訓練。別再猶豫了，心動不如馬上行動，我們已親眼見證過許多奇蹟。

1.海狗趴與下犬式

　　這項放鬆運動可以緩解下背部疼痛、椎間盤過度使用造成的損傷及臀關節炎，下犬式則可雕塑身體的正面線條，同時放鬆股二頭肌、小腿及肩膀。

海狗趴

- ❶雙手與雙膝著地，膝蓋慢慢往後移動，直到骨盆與腹股溝處舒適地貼著地板為止，同時雙臂保持打直。
- 左右膝輪流用力貼緊地板，數兩拍後放鬆，放鬆時腹股溝要重新貼緊地面。重複這個動作四十次，整套動作持續一分鐘。

下犬式

- ❷以海狗趴的姿勢開始，雙腿打直，腳跟平貼地面，臀部盡可能向中央上方撐起。當伸展至極限，也就是臀部抬到最高點時，停住數兩拍。
- 接著快速回到初始姿勢，重複這個動作二十次，持續一分鐘。
- 然後重複海狗式的伸展和繃緊循環四十次，持續一分鐘。
- 最後回到跪坐姿勢，將身體軀幹平貼大腿，雙手沿著小腿平放，維持

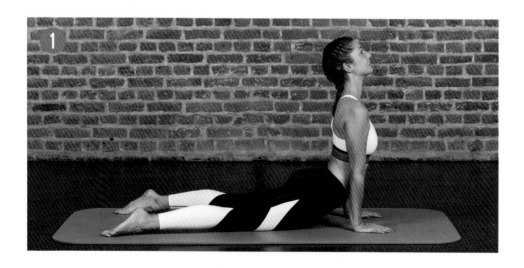

數次呼吸的時間。

簡易版本

- ❸一側大腿打直，另一側膝蓋彎曲，腳掌平貼在打直的大腿內側。

實用訣竅：訓練小技巧

- 如果無法在雙臂打直的情況下完成動作，不妨先將上臂平貼地面。
- 如果你的力量不夠，無法完全抬起骨盆，請量力而為，在身體可承受的範圍內抬到最高即可。
- 請盡量完成規定次數，但辦不到也沒關係，在時間內盡全力即可。

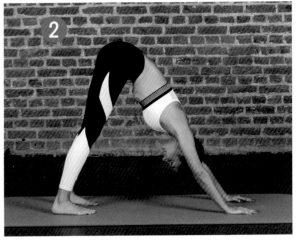

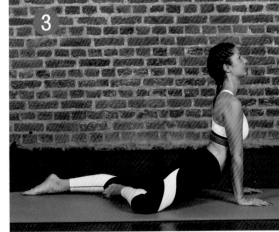

2. 臀部訓練與臀橋式

　　臀部訓練可紓解臀部、屁股及下背部的疼痛與防治臀關節炎，臀橋式則可強化臀部、背部及腿部肌力，並提升髖關節的靈活度。

臀部訓練

- ❶坐在地板上，左小腿彎曲 九十度，與身體平行擺放。右腳背貼地，盡量往後伸展。上半身盡量挺直。
- 將左小腿和右膝用力貼緊地板，數兩拍後放鬆；放鬆時盡量將上半身打直，左側腹股溝稍微靠向右腳跟的方向，再數兩拍。
- 重複該動作二十次，持續三十秒。接著左右交替，右腳在前，重複前述動作，一樣持續三十秒。

臀橋式

- ❷仰臥平躺，小腿立起。盡可能抬高骨盆，數兩拍後慢慢放下。重複動作二十次，持續一分鐘。

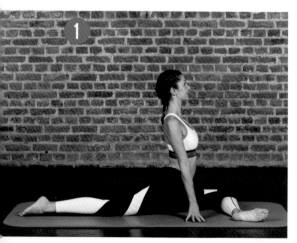
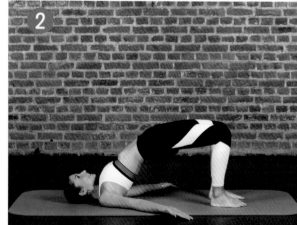

臀部訓練

　　重新回到圖❶的姿勢，左腳在前重複緊繃動作二十次，然後換右腳在前重複二十次，兩邊各持續三十秒。

簡易版本 1

- ❸如果無法在地板上完成動作，可改為在椅子上進行。將小腿放在另一腳的大腿上，盡可能將上半身打直前傾、腰椎盡量挺直，直到臀部有拉伸的感覺，然後繃緊小腿向下壓。這麼做就差不多可以達到完整動作的一半效果。

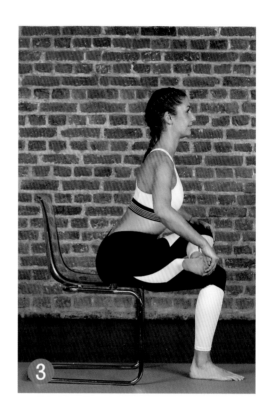

簡易版本 2

- ❹如果身體已充分伸展，你可以增加訓練強度。在貼地動作時將臀部抬離地面，以雙臂支撐身體，盡量讓骨盆懸空，遠離地板，放鬆時骨盆再重新貼近地面。

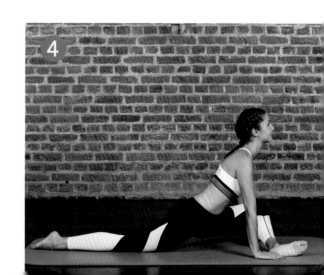

3.脊椎伸展與仰臥起坐

這項伸展動作可以運動到整個背部肌肉、下背部主要的肌肉筋膜、頸部、臀部及腿部後方與外側區域，仰臥起坐則可強化臀部屈肌及腹肌。

脊椎伸展

- ❶雙腿微彎坐在地墊上，右手按住後腦勺上方，左手抓住兩隻前腳掌。以左手盡可能將軀幹往前拉伸，右手則盡量將頭部壓低。
- 以這個姿勢盡可能繃緊身體：背部盡可能往後拉，頭部往上抬。數兩拍之後放鬆，接著繼續以雙手加強伸展強度。整套動作重複四十次，持續一分鐘。

仰臥起坐

- ❷雙腿微彎仰躺，身體軀幹部分向上抬起，盡可能往前，雙手同時盡量伸直向前拉伸。數兩拍之後回到預備動作。整套動作重複二十次，持續一分鐘。
- ❸盡可能向前伸展（如圖所示）。

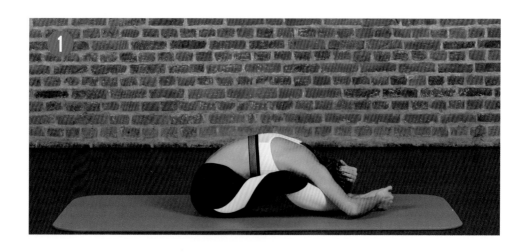

脊椎伸展

- 回到脊椎伸展的預備姿勢,右手抓住兩隻前腳掌,左手按住後腦勺上方,重複脊椎伸展動作。

簡易版本

- 如果無法按照上述動作進行,或是無法抓住腳掌,不妨使用利伯沙與布拉赫特練習帶、毛巾或合適的健身帶。

資訊補充站:堅持下去!

如果無法完全抬起身體,或是無法在時間內完成規定的次數,只要盡力去做,假以時日便會有所進步。另外,在做這項運動時,力量應該來自腹部,不要刻意用雙手出力。

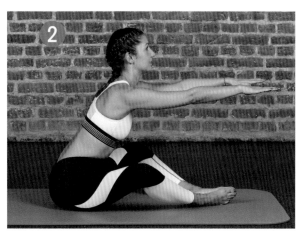

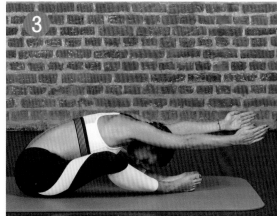

4.大腿伸展與深蹲

　　這個練習動作可預防或消除膝蓋疼痛，甚至對關節炎、膝關節半月板軟骨傷害和韌帶傷害也有療效。深蹲的膝蓋角度則可增強保護關節的肌肉及筋膜。

大腿伸展

- ❶俯臥平躺，右側腹股溝緊貼地面。接著用右手抓住右腳足弓，左手抓住右腳前掌，盡量往臀部方向拉。在反向拉伸時，將腳掌往大腿方向拉，貼地的腹股溝向地板出力。數兩拍後放鬆，再將右腳繼續往臀部方向拉伸。整套動作重複二十次，持續三十秒。
- 接著換左腳，同樣動作重複二十次。

深蹲

- ❷站立姿勢，雙腳打開與肩同寬，腳尖略向外。小腿肌肉向外側收緊，接著將骨盆向下沉，盡可能蹲低，同時保持軀幹打直。

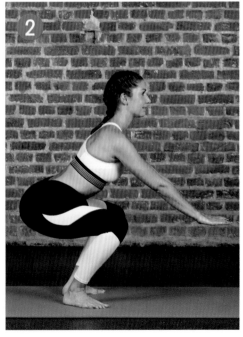

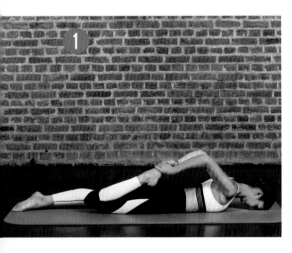

雙腳後腳跟平貼地面，同時數兩拍。

- ❸起身回復預備動作，可以的話，起身時順勢往上跳。整套動作重複二十次，持續一分鐘。

大腿伸展

- 回到俯臥姿勢，伸展左右兩側大腿，每側持續三十秒。

簡易版本

- 如果雙手無法抓住腳掌，可以利用健身帶或毛巾來輔助。這個動作非常重要，如果無法抓住雙腳，往臀部拉伸時，腹股溝就無法緊貼地面。

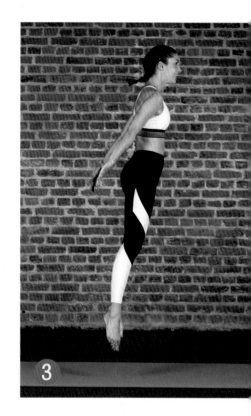

資訊補充站：勤能補拙

　　如果無法在不抬起腳跟的情況下深蹲，請繼續練習，勤能補拙。隨著練習次數增加，某些特定肌肉的整體狀態、控制力與柔軟度一定會有所提升。試著在每次「數兩拍」的時候，再蹲低一些。

5.後腿部伸展與抬腿

　　後腿部的柔軟度可以減輕膝蓋負擔、舒緩膝蓋和後膝窩疼痛，並能預防膝關節炎和半月板損傷等問題，甚至可以降低罹患心血管疾病的風險。

後腿部伸展

- ❶坐在地板上，雙腿併攏伸直。用雙手抓住腳尖，亦可使用彈力帶、毛巾或皮帶替代（請見「資訊補充站」），同時盡量將背部腰椎挺直。接著用力伸展，直到後膝窩也感覺到拉伸。反向拉伸時將腳板往前壓，身體往後傾，同時數兩拍。接著放鬆並繼續伸展，做這兩個動作時各數兩拍。整套動作重複四十次，持續一分鐘。

抬腿

- ❷仰臥平躺，雙腳伸直，腳掌繃緊，雙手置於脖子後方。右腳盡可能向上抬高並將左手肘轉向右膝，同時數兩拍。接著換左腳做同樣的動作。整套動作重複二十次，持續一分鐘。

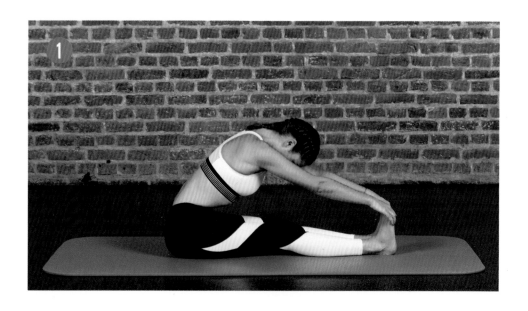

後腿部伸展

- 坐起身，重複第一個後腿部伸展運動，持續一分鐘。

資訊補充站：輔助工具

運動時，你可以使用彈力帶（請見第一百零四頁）、毛巾或皮帶，幫助自己抓住腳掌、膝蓋打直、腳板向前彎。

膝蓋伸直時，如果腳跟離地板有些距離，可以在腳跟下墊一本書。

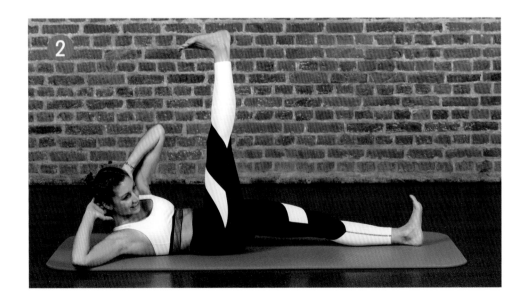

6.胸部伸展與高空跳傘式

這項訓練動作可幫助你消除肩膀疼痛、解決肩關節夾擠症候群或五十肩，並可預防肩關節炎。旋轉動作可以舒緩脊椎壓力，抬高動作則可增強背部肌肉的力量。

胸部伸展

- ❶臉朝下趴著，右手往肩膀上方四十五度伸直，左手撐地，帶動身體旋轉，直到右肩與地板垂直。在做右臂的緊繃動作時，右手要盡量貼緊地面，數兩拍後放鬆，然後重複伸展動作時再數兩拍。整套動作重複二十次，持續三十秒。

  接著換左手以相同方式伸展二十次，一樣持續三十秒。

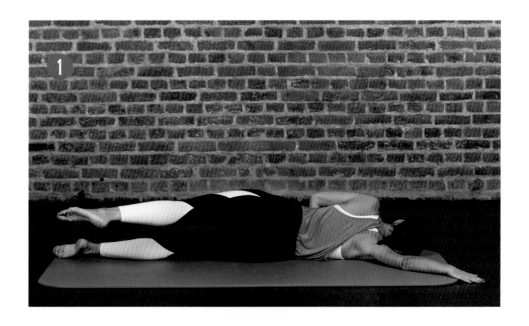

高空跳傘式

- ❷臉朝下趴著，四肢向上舉高四十下，抬高時數兩拍，持續一分鐘。

胸部伸展

- 最後一個循環，請重複胸部伸展運動，每側重複伸展三十秒。

簡易版本

- 如果做胸部伸展動作時手無法伸到四十五度角，可先從較小的角度開始，持之以恆地練習下去，直到可達到四十五度角為止。

資訊補充站：積蓄力量

如果一開始無法同時抬高雙臂和雙腳，請先從抬高雙臂開始，等變得更強壯有力時，再慢慢增加雙腳抬起的高度。

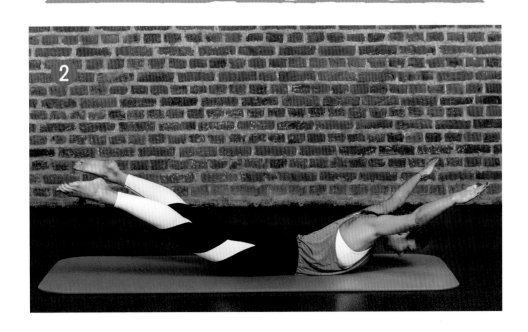

7.小腿肚伸展與弓箭步

　　這項鍛鍊運動可以避免膝蓋關節磨損、變形和過度緊繃，還可預防和修復貝克氏囊腫，更能有效消除膝蓋疼痛。深蹲動作則可訓練膝關節和髖關節的伸展肌，並加強臀部的活動力。

小腿肚伸展

- ❶雙手扶牆，右腳向後約半步。腳尖朝前與牆面垂直，腳跟平放地面。接著彎曲左膝，直到右小腿肚上方出現緊繃感。
- 拉伸時，右前腳掌用力踩向地面，好像要踮起腳尖一樣。反向拉伸結束後繼續伸展，每個動作各數兩拍。左右兩腳各重複二十次，每側持續四十五秒。
  - 進階動作：在屈膝時保持軀幹打直（避免凹背姿勢），身體慢慢往雙手的支撐點靠近，同時將髖關節向後傾，直到右側腹股溝感受到一股拉力，這樣也可伸展到右側的髖關節伸展肌。

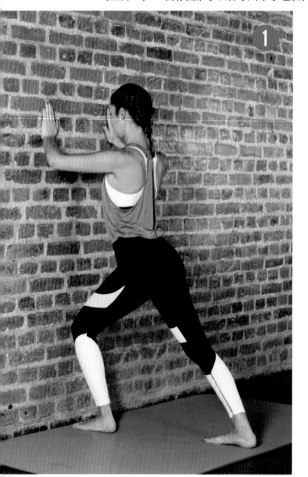

弓箭步

- ❷右腳向前成弓箭步，做單腳深蹲。下壓時數兩拍，往上時再數兩拍。
- ❸重心回到右膝。重複上述動作二十次，持續一分三十秒。

- 換左腳向前重複同樣動作二十次，一樣持續 一分三十秒。

小腿伸展

- 最後重複小腿肚伸展動作，左右腳各持續四十五秒。

資訊補充站：實用訣竅

做這個動作時，假如沒有可倚靠的牆面，不妨直接站著進行。如果力量不夠，沒辦法完成弓箭步，則可先離地一段距離。隨著訓練時間增加，再逐步減少距離。

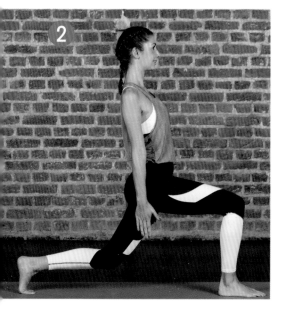
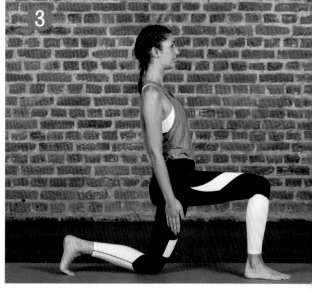

8. 上臂三頭肌運動與四足跪姿伏地挺身

這項鍛鍊最適合治療肩膀疼痛問題，可舒緩肩部鈣化性肌腱炎、五十肩、肩關節夾擠症候群，且可預防肩部關節炎。伏地挺身則可強化、穩固整個肩部。

上臂三頭肌運動

- ❶採俯臥姿勢，右臂向前拉長身體，手肘彎曲，將右掌放在右肩上。用左手指尖將右手腕向下壓，接著右腋窩和右手肘同時朝地板出力，右手往上抵住左手，默數兩拍。
- 每次反向拉伸結束後繼續伸展，每個動作各數兩拍。整套動作重複 二十次，持續四十五秒。
- 換左手重複同樣動作二十次，一樣持續四十五秒。

四足跪姿伏地挺身

- ❷四肢撐地，做伏地挺身，直到鼻尖碰觸到地板。做下壓動作時數兩拍，將身體撐起時再數兩拍，直到雙臂完全伸直。整套動作重複四十次，持續一分三十秒。

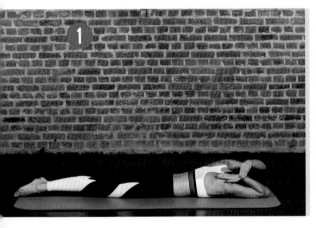
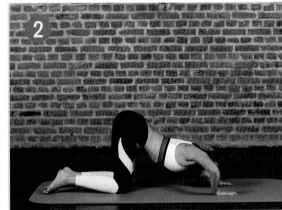

- 第一次練習時，請根據自己的力量決定要雙手要放多前面，保持雙臂與地面垂直，雙膝完全伸展，同時以腳尖支撐地面。

上臂三頭肌運動

- 回到俯臥姿勢，並重複上臂三頭肌運動。

簡易版本

- ❸就算你沒有做過任何訓練運動，也可以做伏地挺身：先以四肢撐地，雙手手掌慢慢往前，感受手臂承受的重量，以能夠完成四十下伏地挺身的強度為準。每次練習都可以反覆調整，手掌往前即可增加重量，反之則可減輕。

資訊補充站：替代動作

如果俯臥姿勢會讓你感到不適，可以靠牆以站姿進行上臂三頭肌運動。

如果膝蓋在做伏地挺身時有任何不適，可以在膝蓋下墊毯子或毛巾。

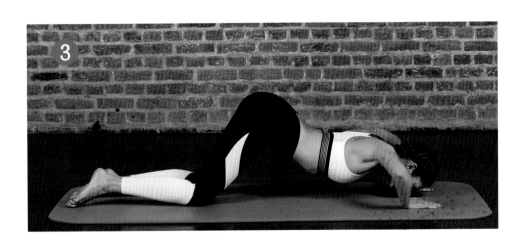

9. 頸部伸展與反向棒式

　　這項運動可以舒展因過度拉伸而繃緊的頸椎、消除頭部和頸部疼痛，以及預防椎間盤受傷。反向棒式則可舒展肩膀並強化背部及臀部肌肉。

頸部伸展

- ❶選一個舒服的姿勢坐著，或是坐在椅子上。將胸口挺起，帶動腰椎和胸椎打直。將頭部向右轉四十五度，彎曲右手肘並盡量將右肩往下壓。
- ❷接著用左手扶著頭頂，溫柔地將頭部往左前方下壓，重複這個動作二十次。
- 反向拉伸結束後再繼續伸展，每個動作各數兩拍。
- 接著伸展頸部左側。左右兩側共做四十次，持續一分三十秒。

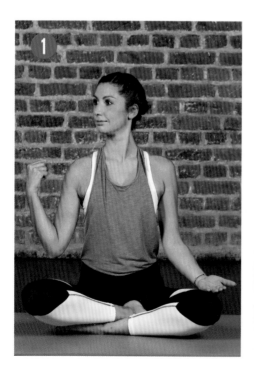 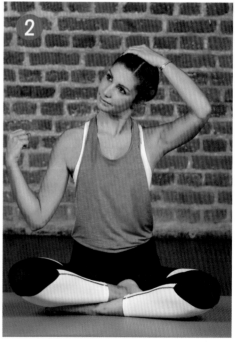

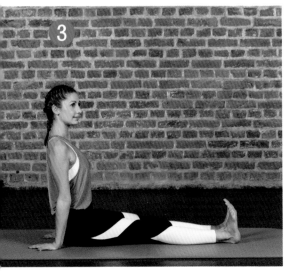 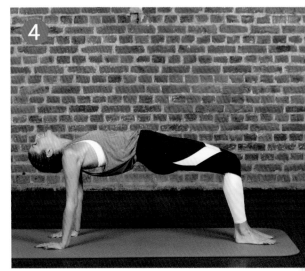

反向棒式

- ❸坐在地板上，雙腿伸直，雙手緊貼臀部。
- ❹將骨盆往上抬高，數兩拍，然後將頭部後仰，頸椎全程都要打直。
  整套動作重複二十次，持續一分鐘。

頸部伸展

- 這是最後一個動作，每側頸部各伸展四十五秒。

資訊補充站：積蓄力量

在做反向棒式的提臀動作時，很容易因為肩膀的柔軟度或力量不足而無法完成動作。記得，只須盡自己所能，並試著在每次鍛練時逐步提升臀部高度。

10.全身伸展與側棒式

　　這項鍛鍊可以伸展身體兩側，舒緩腰臀部疼痛、腿部及膝部外側疼痛。支撐運動則可加強身體兩側的力量與伸展各個部位。

全身伸展

- ❶右手拉住練習帶，右腳踩著另一端。用左手從後方穿過胯下抓住練習帶，慢慢將右腳拉移至左腳後方，越往左越好。
- ❷接著加強伸展強度，將右前臂繞過頭頂，然後往左邊練習帶的方向伸展，拉伸側邊肌肉。
- 將身體軀幹朝練習帶的反方向出力，透過彈力帶的阻力進行拉伸，重複二十次。每次拉伸完後就接著往反方向出力，各數兩拍，持續一分鐘。
- 換左邊重複同樣動作。

側棒式

- ❸接著來做側棒式。首先用右前臂支撐身體，將左腳置於右腳踝關節

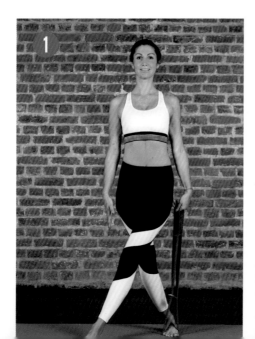
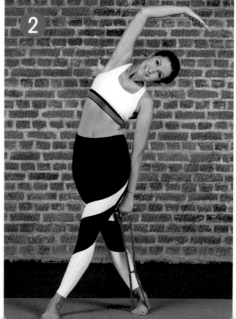

上，然後盡可能抬高臀部。數兩拍後將臀部下降，但要維持懸空。整
套動作重複二十次，持續約三十秒。

- 接下來換左邊重複同樣動作。

全身伸展

- 重複兩側的全身伸展動作。

資訊補充站：力量與平衡

一開始若無法保持平衡，你可以一手扶著欄杆、桌子或椅子。

做側棒式的時候，如果沒辦法保持身體穩定，也可以用一隻手或大
腿撐在地板上，直到恢復力量為止。要保持姿勢穩定，你必須有足夠的力
量，這項鍛鍊運動才能發揮效用。

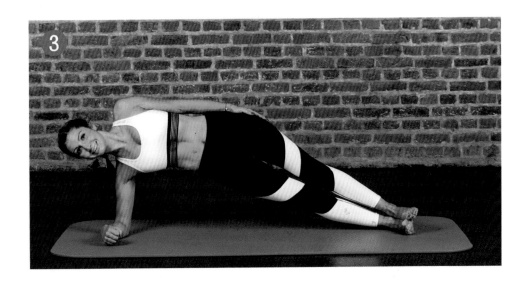

11. 胸肩伸展與棒式轉體

　　你可以透過這項伸展運動放鬆過度緊繃的肩部及背部兩側肌肉，消除肩部疼痛，並提高肩膀的活動力。棒式則可穩固肩部並強化腹肌。

胸肩伸展

- ❶四肢著地，雙手盡可能向前伸，胸口跟著貼近地板，手肘也一同向前延伸，大腿與地面呈垂直角度。伸展時，雙手拇指靠在一起。手肘完全打直時，將胸口往膝蓋拉近，直到肩膀出現緊繃感為止。
- 反向拉伸時，雙手手掌緊貼地面，默數兩拍，接著放鬆並再次伸展，一樣默數兩拍。
- 整套動作重複四十次，持續一分三十秒。

棒式轉體

- ❷首先擺好平棒式姿勢，接著將骨盆向右轉，往地板方向靠近，再抬起，然後向左轉、下沉。右轉和左轉時各數兩拍，整套動作重複 40 次，持續一分三十秒。

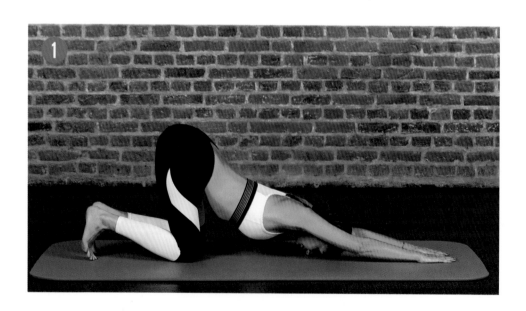

胸肩伸展

- 回到「胸肩伸展」的預備姿勢，重複該動作四十次，持續一分三十秒。

簡易版本

- ❸做棒式轉體時，如果力量不足以支撐身體或無法保持全身穩定度，可以改成雙膝著地，直到能做出標準姿勢為止。

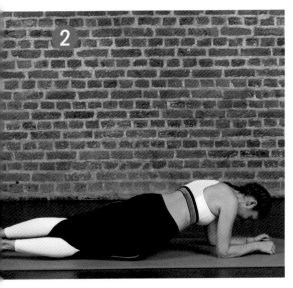
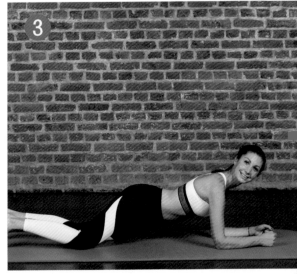

12. 旋轉伸展

　　本項訓練可舒緩踝關節、膝關節、臀關節、脊椎、頸部以及頭部的疼痛。旋轉伸展運動雖然不會在日常生活中出現，但對我們的身體有百利而無一害。

旋轉伸展運動 1

- ❶側身站在牆邊，右肩貼牆，將全身重量平均分散於雙腳。左手掌貼牆，右手食指抓住下巴左側。
- 左手帶動身體，右手帶動頭部，盡可能向右旋轉。反向拉伸時，將身體和頭部往左出力，然後數兩拍，放鬆後再繼續伸展。重複此動作二十次，持續四十五秒。
- 以同樣方式伸展左側身體。

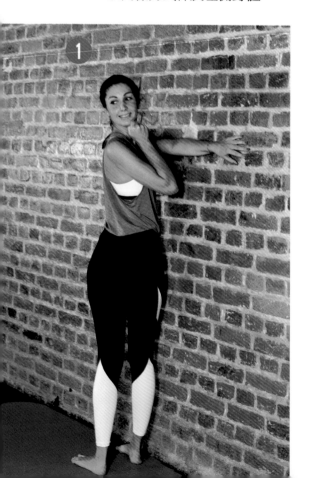

旋轉伸展運動 2

- ❷雙腳張開與肩同寬，右手向右側平舉，左手放在右胸上。上半身盡量向右旋轉，頭部跟著身體一起轉動，旋轉時默數兩拍。
- 接著向左旋轉，左右交替重複四十次，持續一分三十秒。

旋轉伸展運動 1

　　側身站在牆邊，重複「旋轉伸展運動1」，再做四十次，持續一分三十秒。

資訊補充站：旋轉全身

　　做全身旋轉運動時，盡量在踝關節和膝蓋可承受的範圍內全力旋轉臀部。這麼做可以透過從頭到腳的旋轉動作刺激全身。別忘了，要伸展到出現疼痛的感覺為止，但強度必須保持在可平穩呼吸的狀態。如先前所說，伸展帶來的疼痛感應高於八分，低於十分。

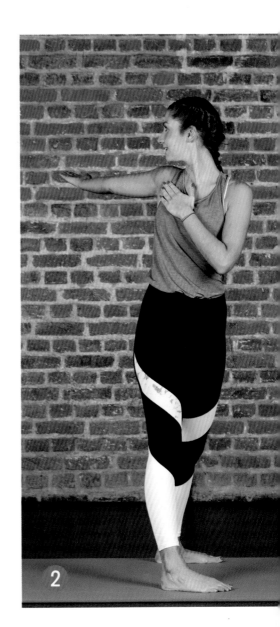

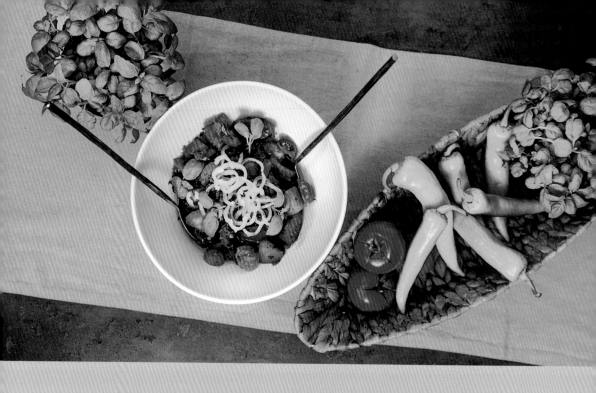

十四天全面升級計畫

　　太棒了，你終於下定決心嘗試這種飲食理念，保證不會後悔！而且你或許很快會成為我們的一員，徹底改變飲食型態，將間歇性斷食融入日常生活中。你的身體和健康都會感謝這個明智的決定。

　　如果你打算根據計畫來執行間歇性斷食，建議在最初十四天內完全遵照以下原則進行。首先，你只要習慣這種新生活方式，接下來可以稍稍改變每天的行程，不用多久，你就能清楚分辨哪些食物是多多益善，哪些是有百害而無一利。

我們的祖先當然不會按時在每天中午十二點吃第一頓飯，而是在有食物的時候就抓緊機會趕快吃飽。但是，他們絕對不會在晚上吃飯，因為太不方便又危險。這個道理也適用於我們！越晚吃飯，對身體造成的傷害就越大，雖然原因不盡相同，但原理大致一樣。

因此，請不要在晚上八點後進食。當然，有原則就會有例外。有時我們不得不更動進食時間，但請盡量維持至少十六小時不進食，超過也沒關係。如果你某天吃了非常滿足的一餐，那不妨試著斷食二十二小時；提醒你，在這樣的日子裡，別忘了補充足夠的水分（請見第七十六到七十七頁）。

十四天都不吃肉？

為自己的健康盡一份心力，試著兩週不吃肉，保證你不會不舒服，反而會覺得通體舒暢。仔細觀察、感受自己的身體，在排出各種老廢不良物質後，你會覺得神清氣爽，再也不想錯過這種感受。

若可以，建議你複習第五十九至六十一頁的內容，為自己更添動力。一起加入間歇性斷食的行列。讓十四天全面升級計畫幫助你的「內在醫生」發起身體革命。只要確實遵守計畫內容，保證不會出任何差錯。

開始之前

身體適應新飲食步調的速度取決定你原本的生活型態，所以沒有任何通用規則告訴你會多快就感到飢餓。影響因素有很多，包括運動量、過去進食的量，以及心理健康狀態，甚至時節也會影響執行間歇性斷食的難易度。

但最棒的一點在於，你隨時都能開始嘗試，不用害怕。只要善用第一百一十二至一百一十三頁的小祕訣，任何人都可以嘗試間歇性斷食。這個計畫不需要太多的事前準備，最好今天馬上開始。

成功展開計畫的祕訣

以下是我的患者展開間歇性斷食前，最常見的問與答。魔鬼藏在細節裡，它們都是成功斷食的關鍵。

避免飢餓

早點吃晚餐、早點睡，這是開始斷食的最好方式，大概三天後你就不會在早上覺得飢腸轆轆了，不騙你！而在五天之後，你的腸胃就會無比暢通，你也會覺得身輕如燕、精神飽滿，皮膚和眼睛更是光彩耀人。除了每天不再有飢餓感，拉長斷食時間也變得易如反掌。

循序漸進

一開始先慢慢來，仔細感受身體的反應。不要一開始就斷食二十小時，而是按部就班進行，一般人都能忍受十二小時的斷食，接著再每天增加一小時。斷食的時間越長越好！

正確飲水

在斷食期間，你更要固定喝下大量的水，熱茶或蔬菜汁非常適合在有些飢餓的時候飲用（請見第七十六至七十七頁）。

在接下來的十四天內，請盡量避免飲用咖啡和酒。如果你每天都會喝咖啡，斷食頭幾天可能會有咖啡因戒斷症狀，包括頭痛、頭暈、嘔吐和嚴重的不舒適感。因此在開始斷食的十天前，最好先逐步減少咖啡的攝取量。

順從喜好

你可以根據自己的喜好更換食譜（請見第一百一十四至一百四十一頁）。舉例來說，在第七天的時候，如果你想吃「佛陀碗沙拉」（請見第一百一十四至一百一十五頁），那就把「新鮮小黃瓜櫻桃蘿蔔沙拉」（請見第一百二十七頁）換掉就好。

拋開熱量

你也不用再計算卡路里了，只要是蔬菜，想吃多少就吃多少。我們的食

譜是兩人份，如果你的運動量非常大，就算一個人吃完兩人份也沒關係。你會發現，在間歇性斷食期間，你不僅不用挨餓，還可以吃得很好！

採買計畫

本書最後的附錄一共有兩份清單，分別是斷食第一週和第二週的採購清單。我已按字母排序所有新鮮食材和應備數量，建議最好在有機商店、健康食品店或每週市集購買斷食兩週所需的食物。清單上列了各種蔬菜、水果和新鮮香草，你可以直接按照這份清單購物。

同樣原則也適用於可長期儲存的食材，像是辛香料、堅果、乾果、醋、油等。附錄二是另一份清單，方便你採購。花錢買這些食材保證值回票價，因為它們既健康又美味，是所有廚房的必備品。相信我，你不會在間歇性斷食十四天結束後就放棄這種飲食方式，所以這些食材一點也不會浪費。

持續運動

間歇性斷食不是停止運動的藉口。許多人認為自己在斷食期間會變得虛弱，所以必須更加小心，但事實恰恰相反，運動可以增進新陳代謝和血液循環，讓營養更容易到達該去的地方，廢物則可更快排出。因此，我們建議在執行計畫的每一天做四項利伯沙與布拉赫特運動，一天大約只要花十到十五分鐘。如果你每週還會做兩到三次肌耐力運動，這兩週的間歇性斷食計畫會更有收穫。

第一週

第一週你可能會感到微恙，因為身體正在從醣代謝切換成脂肪代謝。你或許會感到疲倦，腸胃可能比較容易脹氣，或是會遇到咖啡因戒斷症狀，這都是正常現象，不用太緊張，堅持下去就對了！

第二週

第二週則一切都會好轉。你會感覺更加神清氣爽、健康且整天活力充沛，就像回到精力無窮的年輕歲月一樣。而這些都還只是剛開始的功效而已！

第一天

今天你將展開全新的生活，相信你一定做得到！只要一杯美味的果汁，你就可以甩掉多餘的半斤肉。今天的運動重點會放在臀部、腹部、胸部、上臂和頸部。

燃脂綠果昔

1 顆蘋果、½ 顆檸檬、1 顆葡萄柚、½ 顆酪梨、200 克菠菜苗

2 杯 | 準備時間：10 分鐘

每份熱量：197 卡、5 克蛋白質、7 克脂肪、22 克糖

① 將蘋果洗乾淨，切成四等分並去除果核；檸檬、葡萄柚和酪梨去皮；將菠菜苗洗乾淨、擦乾。

② 將檸檬、葡萄柚、酪梨和蘋果切成小塊，和菠菜苗一起放入攪拌機。加入 400 毫升的水，高速攪拌均勻。

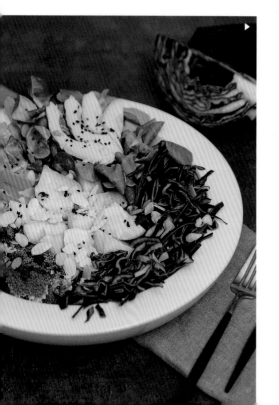

佛陀碗沙拉

3 顆馬鈴薯、1 把羊萵苣、1 把青花菜花、1 根紅蘿蔔、1 把紫甘藍、½ 顆酪梨、1 湯匙杏仁片

淋醬：100 克嫩豆腐、檸檬汁（1 顆）、2 湯匙龍舌蘭蜜、1 湯匙黃芥末醬、1 茶匙黑芝麻、鹽、現磨黑胡椒粉

一大碗 | 準備時間：20 分鐘

每份熱量：665 卡、22 克蛋白質、23 克脂肪、80 克糖

① 將馬鈴薯洗乾淨、削皮，然後視大小切成兩半或四塊。將切好的馬鈴薯放入鍋內加鹽水煮滾，接著蓋上鍋蓋再煮二十到三十分鐘。

② 煮馬鈴薯的同時，將羊萵苣、青花菜、
　紅蘿蔔、紫甘藍洗乾淨，然後將紅蘿蔔
　切成長條，紫甘藍切絲，酪梨切片。

③ 將沙拉和蔬菜擺入碗中：煮熟的馬鈴薯
　放在中間，四周依序放上羊萵苣、紅蘿
　蔔條、青花菜和紫甘藍，最後將酪梨片
　放在羊萵苣上。

④ 製作淋醬：將嫩豆腐、檸檬汁、龍舌蘭
　蜜、黃芥末醬、黑芝麻加在一起調勻，
　然後用鹽和黑胡椒調味。把醬汁淋在蔬
　菜上，然後灑上杏仁片裝飾。

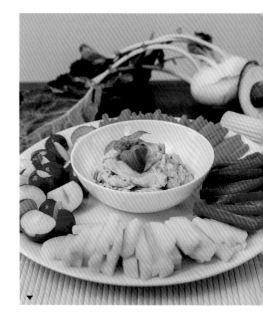

蔬果拼盤配酪梨沾醬

3 根紅蘿蔔、1 顆大頭菜、1 株櫻桃蘿蔔、1 顆甜椒

沾醬：1 顆酪梨、檸檬汁（1 顆）、1 顆番茄、鹽、現磨黑胡椒粉

兩人份 | 準備時間：15 分鐘

每份熱量：249 卡、5 克蛋白質、13 克脂肪、21 克糖

① 將紅蘿蔔和大頭菜削皮，切成條狀；櫻桃蘿蔔洗乾淨，削去綠色部分，然
　後切對半；甜椒洗淨切對半，去除種子，然後切成條狀。

② 將生菜放在盤子上。

③ 製作酪梨沾醬：將酪梨壓成泥狀並淋上檸檬汁；番茄洗乾淨、切碎，然後
　加入酪梨醬中，接著再用鹽和黑胡椒調味。將沾醬放在小碗中，擺在蔬果
　拼盤上。

每日練習

運動一：海狗趴與下犬式（請見第八十六頁）

運動二：臀部訓練與臀橋式（請見第八十八頁）

運動八：上臂三頭肌運動與四足跪姿伏地挺身（請見第一百頁）

運動九：頸部伸展與反向棒式（請見第一百零二頁）

第二天

　　今晚你會舒舒服服入睡，因為身體知道你在與它並肩作戰。此外，這天你將會訓練腹部、臀部、背部、大腿。

芒果拉昔

1 顆芒果、300 毫升椰米奶、3 湯匙肉桂粉

兩人份 | 準備時間：5 分鐘

每份熱量：167 卡、2 克蛋白質、2 克脂肪、30 克糖

① 將芒果削皮，壓成泥，然後將椰奶和肉桂粉一起放入攪拌機，開始攪拌直到呈現均勻濃稠狀。

② 視需要加入兩到三塊冰塊，可以使表面出現一層細緻的泡沫，更適合夏天飲用。

薑黃豆腐泰式炒麵

100 克寬米粉、1 根蔥、2 根紅蘿蔔、5 朵蘑菇、200 克豆腐、1 茶匙薑黃粉、1 把香菜、1 顆萊姆、1 把腰果

醬汁：5 湯匙醬油、1-2 湯匙是拉差香甜辣椒醬（Sriracha-Sauce）（在亞洲超市購買）、½ 湯匙蜂蜜、1 湯匙現磨薑汁

兩人份 | 準備時間：30 分鐘

每份熱量：349 卡、24 克蛋白質、13 克脂肪、28 克糖

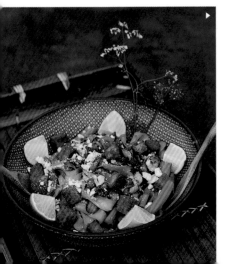

① 將米粉泡熱水五分鐘，然後瀝乾，放在自來水下沖洗，接著再瀝乾一次，放在一旁備用。

② 將蔥洗乾淨、切成蔥珠；紅蘿蔔洗乾淨，用削皮刀削成絲狀；將蘑菇洗淨並切成四等分。

③ 將豆腐切成小方塊狀，均勻沾上薑黃粉，接著放入平底鍋中翻炒，完成後放在一旁備用。

④加熱炒鍋，將蔥、紅蘿蔔、蘑菇放入翻
　炒（不加油）。
⑤加入所有的醬汁拌勻。
⑥將香菜和萊姆洗乾淨。大略切一下香菜和
　腰果，並將萊姆切成四等分。在炒鍋中加
　入醬汁，與蔬菜一起翻炒，蓋上鍋蓋燜煮
　二到三分鐘。
⑦將米粉放入鍋中拌炒，裝盤時放上香菜、
　腰果、四分之一萊姆，然後就可以開動
　了！

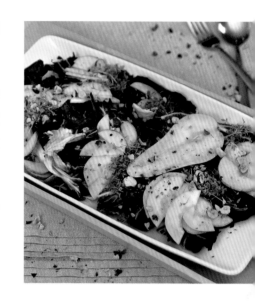

紫菊苣榛果沙拉

4 湯匙榛果、1 顆紫菊苣、2 顆梨子、2 湯匙水芹

淋醬：3 湯匙榛果油、 2 湯匙巴沙米克醋、

1 茶匙第戎芥末醬、1 湯匙楓糖漿、鹽、現磨黑胡椒粉

兩人份 | 準備時間：20 分鐘

每份熱量：409 卡、6 克蛋白質、29 克脂肪、29 克糖

① 將榛果大略切成粗粒狀，以低溫在平底鍋中翻烤（不加油）。將紫菊苣洗
　乾淨，折成一口大小的塊狀。
② 將梨子洗乾淨、去核，再切成薄片。
③ 製作淋醬：將榛果油、醋、黃芥末醬、楓糖漿一起調勻，然後用鹽和黑胡
　椒調味。
④ 將紫菊苣分裝到兩個盤子，擺上梨子片和堅果，最後淋上淋醬，並灑上水
　芹點綴。

每日練習

　運動三：脊椎伸展與仰臥起坐（請見第九十頁）
　運動四：大腿伸展與深蹲（請見第九十二頁）
　運動七：小腿肚伸展與弓箭步（請見第九十八頁）
　運動十：全身伸展與側棒式（請見第一百零四頁）

第三天

　　來製作全世界最美味的布丁吧，保證你的肚子會愛上這道美食。今天開始你可能會肌肉痠痛，這是好事，表示新的肌肉終於從沉睡中甦醒。

奇亞籽覆盆莓布丁

50 克奇亞籽、400 毫升椰米奶、1 茶匙肉桂粉、200 克覆盆莓、1 把羅勒、
2 茶匙椰子粉

兩人份 | 準備時間：10 分鐘。浸泡時間：隔夜或至少 60 分鐘

每份熱量：229 卡、8 克蛋白質、12 克脂肪、12 克糖

① 在椰米奶中加入奇亞籽，再加入肉桂粉攪拌均勻。分裝成兩杯，放入冰箱
　 冰一晚，或至少放置六十分鐘，讓奇亞籽軟化、膨脹。
② 製作果醬：將覆盆莓和羅勒一起打成泥，然後淋在奇亞籽布丁上，最後灑
　 上椰子粉點綴。

壽司碗

200 克米、100 克毛豆、1 顆酪梨、1 顆芒果、1 根紅蘿蔔、1 根蔥、200 克
煙燻豆腐、1 湯匙黑芝麻、2 湯匙醬油

一大碗 | 準備時間：25 分鐘

每份熱量：1946 卡、90克蛋白質、62
克脂肪、228 克糖

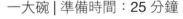

① 將米洗乾淨，然後根據包裝上的指示
　 煮熟。
② 將毛豆放入鍋中，加入鹽水煮滾再煨
　 七分鐘。將水瀝乾，剝開並取出毛豆。
③將酪梨和芒果去皮，切成條狀；紅蘿
　 蔔洗乾淨，然後用旋轉式刨絲器刨成
　 絲；蔥切成蔥珠，煙燻豆腐切成條狀。

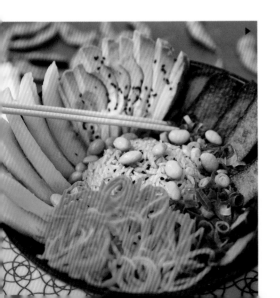

④ 將所有食材擺入碗中，灑上黑芝麻。將米飯擺在正中間，其他食材平均放在四周，最後在所有食材上淋上醬油。

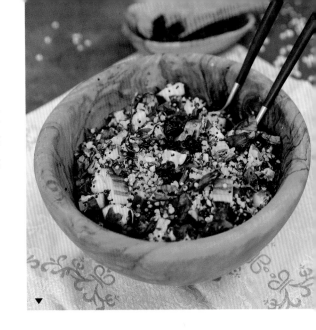

蔓越莓藜麥菠菜沙拉

100 克各色藜麥、150 克菠菜苗、½ 根小黃瓜、
1 湯匙蔓越莓乾、1 湯匙杏仁碎片
淋醬：柳橙汁（一顆）、1 湯匙黃芥末醬、1 湯匙橄欖油、鹽、現磨黑胡椒粉
兩人份 | 準備時間：25 分鐘
每份熱量：277 卡、10 克蛋白質、6 克脂肪、41 克糖

① 在鍋中加入 200 毫升的水和藜麥，煮二十分鐘，直到藜麥吸收所有水分，然後在一旁放涼備用。
② 煮藜麥的同時，將小黃瓜和菠菜苗洗乾淨；小黃瓜切成丁狀，和蔓越莓乾與杏仁碎片一起放入碗中。
③ 加入放涼的藜麥，然後將所有食材拌勻。
④ 製作淋醬：將柳橙汁、黃芥末醬和橄欖油一起調勻，用鹽和黑胡椒調味。將做好的淋醬淋在沙拉上。最後大略切一下菠菜苗，然後擺在沙拉上。

每日練習

運動五：後腿部伸展與抬腿（請見第九十四頁）
運動六：胸部伸展與高空跳傘式（請見第九十六頁）
運動八：上臂三頭肌運動與四足跪姿伏地挺身（請見第一百頁）
運動十一：胸肩伸展與棒式轉體（請見第一百零六頁）

第四天

用充分的休息展開這一天：你的生理時鐘已經習慣新的生活模式，身體也會分泌更多褪黑激素來回報你。

果昔碗

1 根香蕉、1 顆芒果、200 克綜合莓果（果乾也可以）、100 毫升柳橙汁
配料：½ 根香蕉、1 湯匙可可碎片、1 湯匙枸杞、1 湯匙椰子粉
一大碗 | 準備時間：10 分鐘
每份熱量：598 卡、11 克蛋白質、8 克脂肪、105 克糖

① 將香蕉和芒果剝皮，放入攪拌機，加入莓果和柳橙汁打至濃稠狀，最後倒入大碗。
② 配料：將香蕉切片並放入碗中，接著依序放入可可碎片、枸杞、椰子粉。

番薯椰奶咖哩

1 顆大番薯（約 300 克）、1 根紅蘿蔔、1 顆紅洋蔥、1 片薑（約 2 公分厚）、
1 瓣大蒜、1 湯匙椰子油、2 茶匙薑黃、
2 茶匙咖哩粉、150 毫升蔬菜高湯、
100 毫升椰奶、1 把香菜、鹽、現磨黑
胡椒粉、12 顆小番茄（隨喜好加入）
兩人份 | 準備時間：25 分鐘
每份熱量：378 卡、5 克蛋白質、
18 克脂肪、46 克糖

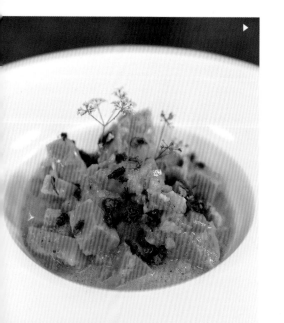

①將番薯和紅蘿蔔削皮、切丁，再將洋
　蔥、薑、大蒜切成細末。
②在大鍋中加熱椰子油，爆香洋蔥、
　薑、大蒜，接著依序加入薑黃、咖哩
　粉、番薯和紅蘿蔔丁快速拌炒，再加

入蔬菜高湯收汁。加入椰奶拌炒，然後煨煮十二分鐘。

③ 將香菜洗乾淨、切碎，和番茄一起加入鍋中拌炒，接著用鹽和黑胡椒調味。

祕訣　番茄的酸味會讓料理嚐起來多一絲清爽感。你可以將小番茄洗乾淨，切成四等分，然後和香菜一起加入咖哩中。

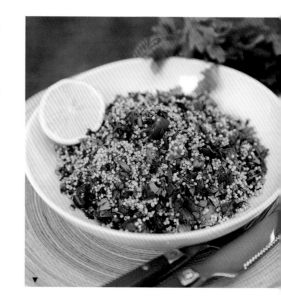

莧籽歐芹沙拉

2 株歐芹、½ 把薄荷、2 顆大顆的牛番茄、1 顆紅洋蔥、100 克爆莧菜籽
淋醬：檸檬汁（1 顆）、2 湯匙橄欖油、1 茶匙肉豆蔻、鹽、黑胡椒
兩人份 | 準備時間：15 分鐘
每份熱量：350 卡、10 克蛋白質、14 克脂肪、40 克糖

① 將香草洗乾淨、擦乾並切碎；番茄洗乾淨、去梗並切成丁狀；洋蔥去皮，一樣切成丁狀。

② 將所有食材放入碗中拌勻，接著將爆莧菜籽與其他食材拌在一起。

③ 製作淋醬：將檸檬汁和橄欖油一起調勻，用肉豆蔻、鹽、黑胡椒調味。接著就可以將沙拉端上桌，大快朵頤！

每日練習

運動七：小腿肚伸展與弓箭步（請見第九十八頁）

運動九：頸部伸展與反向棒式（請見第一百零二頁）

運動十：全身伸展與側棒式（請見第一百零四頁）

運動十二：旋轉伸展（請見第一百零八頁）

第五天

　　今天你會品嚐到食物最美妙的味道，完全沉浸在享受美食的樂趣中。你的小腹會日漸消瘦，這都歸功於每天勤勞的運動。

白藜麥莓果粥

60 克白藜麥、40 毫升杏仁奶、½ 根香草莢、
1 茶匙肉桂粉、1 湯匙龍舌蘭蜜
配料：50 克冷凍莓果（藍莓、蔓越莓）、
1 湯匙可可碎片、1 茶匙杏仁碎片
兩人份 | 準備時間：25分鐘
每份熱量：186 卡、6 克蛋白質、5 克脂肪、28 克糖

① 將藜麥放在細篩上，用水沖涼，接著將藜麥、60 毫升的水、杏仁奶、半根香草莢、肉桂粉一起放入醬汁鍋中煮滾，然後再煨煮十分鐘，最後用龍舌蘭蜜調味。
② 配料：在鍋中以小火加熱冷凍莓果。
③ 將粥分裝到兩個小碗，加入莓果，上桌前再灑上可可碎片和杏仁碎片。

香煎茄子配酸豆

2 條茄子、1 湯匙椰子油、1 瓣大蒜、2 顆牛番茄、100 克半風乾番茄、
2 湯匙酸豆、鹽、現磨黑胡椒粉、3 片羅勒
兩人份 | 準備時間：30 分鐘
每份熱量：168 卡、7 克蛋白質、6 克脂肪、16 克糖

① 將茄子洗乾淨，切成塊狀，抹鹽，放在濾盆內半小時，再用廚房紙巾把水分吸乾。
② 在鍋內加入椰子油，將茄子煎到變成香酥的金黃色，然後放在一旁備用。
③ 將大蒜切末，在平底鍋中爆香；牛番茄洗乾淨切丁，和半風乾番茄一起加入鍋中，煨煮五分鐘。
④ 將茄子和酸豆一起加入鍋中，繼續煨煮十分鐘。用鹽和黑胡椒調味，上桌

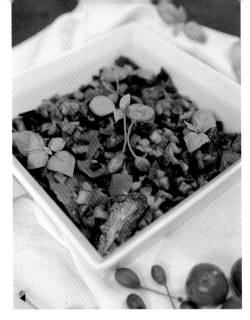
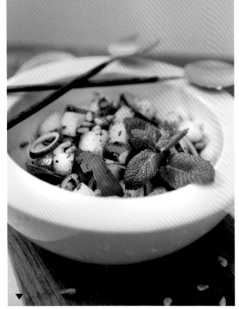

前再放上羅勒葉。

哈密瓜番茄沙拉

300 克綜合番茄、150 克哈密瓜、1 顆紅洋蔥、1 把薄荷、100 克松子
淋醬：檸檬汁（1 顆）、1 湯匙龍舌蘭蜜、鹽、現磨黑胡椒粉、3 湯匙橄欖油
兩人份 | 準備時間：20 分鐘
每份熱量：542 卡、15 克蛋白質、41 克脂肪、25 克糖

① 將番茄洗乾淨，切成不規則塊狀；哈密瓜去籽，將果肉切成丁狀；洋蔥去皮，切成洋蔥圈。再將番茄、哈密瓜、洋蔥圈一起放入碗中，接著將薄荷洗乾淨切碎，灑在沙拉上。
② 在不沾鍋中將松子加熱（不加油），直到松子變成金黃色。
③ 製作淋醬：將檸檬汁、龍舌蘭蜜、鹽、黑胡椒、橄欖油一起調勻，然後淋在番茄哈密瓜沙拉上。

每日練習

運動一：海狗趴與下犬式（請見第八十六頁）
運動三：脊椎伸展與仰臥起坐（請見第九十頁）
運動十一：胸肩伸展與棒式轉體（請見第一百零六頁）
運動十二：旋轉伸展（請見第一百零八頁）

第六天

今天我們要用燕麥來對抗多餘的膽固醇，再用肉桂將血糖調回健康水平。運動可以讓這些食材的功效「傳遍全身」，所以這個週末要好好衝刺一下。加油，明天就會感覺好多了，好好享受！

隔夜燕麥配蘋果

1 顆蘋果、80 克細燕麥、1 湯匙枸杞、200 毫升無甜味杏仁奶、
1 茶匙肉桂粉、10 粒榛果仁

兩人份 | 準備時間：10 分鐘。浸泡時間：8 小時（隔夜）

每份熱量：278 大卡、8 克蛋白質、7 克脂肪、41 克糖

① 前一晚：將蘋果剖半，一半帶皮大略磨碎，另一半放在冰箱。將燕麥、磨碎的蘋果、枸杞、杏仁奶、肉桂放入碗中並徹底拌勻，再用保鮮膜將碗封好，放入冰箱冰一晚。

② 隔天早上：將剩下的另一半蘋果切成薄片。堅果粗略切碎，放在鍋中低溫烘烤（不加油）。確實攪拌隔夜燕麥，分裝成兩碗，再用蘋果片和堅果點綴。

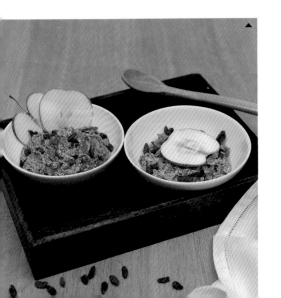

馬鈴薯沙拉

800 克澱粉含量低的蠟質馬鈴薯、80 克
櫻桃蘿蔔、80 克醋泡小黃瓜、
1 把蒔蘿、1 顆紅洋蔥

淋醬：6 湯匙白醋、80 毫升蔬菜高
湯（代替小黃瓜水）、2 湯匙辣芥末粉、
1 茶匙楓糖漿、鹽、黑胡椒

兩人份 | 準備時間：30 分鐘

每份熱量：289 大卡、8 克蛋白質、
1 克脂肪、55 克糖

① 將馬鈴薯洗乾淨放入鍋中，加水煮到
　軟硬適中，再放涼、剝皮，切成一口
　大小。

② 將櫻桃蘿蔔和醋泡小黃瓜切片，蒔蘿
　洗乾淨並切碎，洋蔥切成小丁狀。所
　有食材一起放入碗中拌勻。

③ 將醋、蔬菜高湯、黃芥末醬、楓糖漿
　加在一起調成濃稠滑順狀。將沙拉和
　淋醬加在一起拌勻，再用鹽和黑胡椒
　調味。

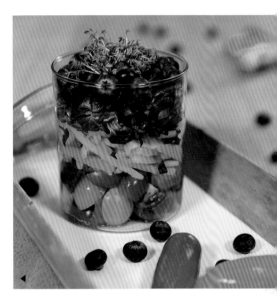

彩虹沙拉杯

12 顆小番茄（黃色、紅色、黑色）、4 顆小

甜椒（橘色）、4 把菠菜苗、2 把藍莓、1 把水芹

淋醬：2 湯匙巴沙米克醋、1 茶匙第戎芥末醬、1 湯匙橄欖油、

1 茶匙楓糖漿、1 茶匙芝麻、鹽、現磨黑胡椒

兩杯 | 準備時間：25 分鐘

每份熱量：170 大卡、4 克蛋白質、7 克脂肪、16 克糖

① 將所有食材洗乾淨，接著將番茄和甜椒對半切開。

② 製作淋醬：將醋、黃芥末醬、橄欖油、楓糖漿、芝麻加在一起調成濃稠
　狀，接著用鹽和黑胡椒調味，然後分裝至兩個玻璃杯。

③ 將所有食材依序分層擺放：剖半的番茄、甜椒條、菠菜苗、藍莓和水芹。

④ 搖晃杯子，讓淋醬均勻分布，就可以開動了！

每日練習

運動二：臀部訓練與臀橋式（請見第八十八頁）

運動四：大腿伸展與深蹲（請見第九十二頁）

運動五：後腿部伸展與抬腿（請見第九十四頁）

運動六：胸部伸展與高空跳傘式（請見第九十六頁）

第七天

今天是「休息日」，讓身體休息一下，為尚未完成的轉換做準備。好好放鬆吧，冥想、看書、做水療或單純放空都行，這是你應得的獎勵。第一週的間歇性斷食圓滿落幕！

彩虹水果沙拉

1 顆蘋果、200 克葡萄、200 克草莓、1 根香蕉、100 克藍莓、1 把薄荷葉、
萊姆汁（1顆）、2 顆燈籠果、1 茶匙肉桂粉

兩杯 | 準備時間：15 分鐘

每份熱量：253 大卡、3 克蛋白質、2 克脂肪、49 克糖

① 將所有水果洗淨並擦乾，蘋果切丁，葡萄切對半，草莓切丁，香蕉剝皮並切片，將所有水果和藍莓一起放入碗中拌勻。並將薄荷葉洗乾淨、切碎，加入沙拉拌勻。

② 將萊姆汁淋在水果沙拉上拌勻。在兩杯玻璃杯上各擺一顆燈籠果，上桌前再灑點肉桂粉。

香煎茴香飯

100 克綜合穀物野米、250 毫升蔬菜高湯、1 顆紅洋蔥、1 瓣蒜頭、
2 顆茴香球莖、2 湯匙菜籽油、3 湯匙白巴沙米克醋、鹽、現磨黑胡椒

兩人份 | 準備時間：30 分鐘

每份熱量：345 大卡、8 克蛋白質、11 克脂肪、49 克糖

① 將野米放入 200 毫升的蔬菜高湯中煮滾，接著轉中火煮二十分鐘，直到野米變成適合入口的硬度。

② 將洋蔥和大蒜剝皮並切成小丁；將茴香球莖的綠色部分切珠，然後將球莖部分剖半，切成條狀。

③ 在平底鍋中熱油，將洋蔥和大蒜末放鍋中炒兩分鐘，接著加入茴香再炒十二分鐘。加入巴沙米克醋收汁，接著用鹽和黑胡椒調味。

④ 將茴香和野米放入盤中，上桌前再加入綠色部分的茴香珠點綴。

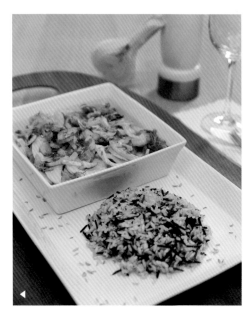 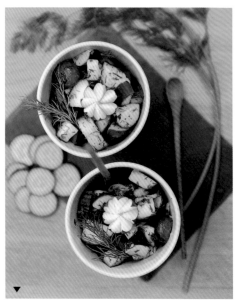

新鮮小黃瓜櫻桃蘿蔔沙拉

1 根小黃瓜、8 顆櫻桃蘿蔔、½ 紅洋蔥、½ 株蒔蘿

淋醬：2 湯匙白巴沙米克醋、1 湯匙龍舌蘭蜜、

檸檬汁（1 顆）、鹽、現磨黑胡椒

兩人份 | 準備時間：25 分鐘

每份熱量：70 大卡、1 克蛋白質、1 克脂肪、13 克糖

① 將小黃瓜洗乾淨切成小塊；櫻桃蘿蔔洗乾淨切掉葉梗，再切成四等分；洋蔥剝皮切成細末；蒔蘿洗乾淨，擦乾切碎。再將所有食材放入碗中拌勻。

② 製作淋醬：將巴沙米克醋、龍舌蘭蜜和檸檬汁一起調勻，淋在沙拉上。上桌前再用鹽和黑胡椒調味。

每天練習

先前說過，今天是「休息日」。你只要好好注意呼吸，就能幫助身體啟動再生機制。可以去戶外散個步，或是放鬆躺在沙發上，好好享受第一個成功的斷食週。

第八天

度過了神清氣爽的一週，感覺是不是很棒、想保持下去？歡迎享受第二週間歇性斷食，本週也要迎接全新的運動和多變的菜色。

酪梨莓果沙拉碗

1 顆酪梨、1 顆梨子、1 顆蘋果、1 根香蕉、1 把黑莓、1 把藍莓、
4 湯匙萊姆汁、2 湯匙紅石榴籽、2 湯匙核桃果仁
兩人份 | 準備時間：10 分鐘
每份熱量：392 大卡、5 克蛋白質、20 克脂肪、42 克糖

① 將酪梨剖半、去核、切丁；梨子和蘋果洗乾淨、去核，也切成丁；香蕉去皮、切片。接著把所有食材和黑莓、藍莓一起放入碗中。
② 在水果沙拉上灑萊姆汁並拌勻。上桌前再灑上紅石榴籽和核桃果仁點綴。

亞洲風味冬粉沙拉

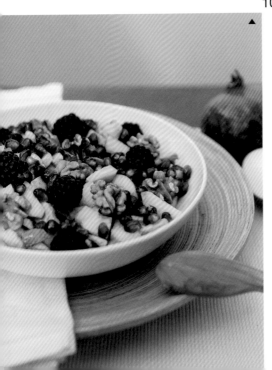

100 克冬粉、1 根蔥、1 根紅蘿蔔、4 顆小甜椒（紅色、黃色）、1 把青花菜花、1 株香菜、1 把腰果
淋醬：2 湯匙醬油、2 湯匙米醋、檸檬汁（1 顆）、3 湯匙芝麻、鹽、現磨黑胡椒
兩人份 | 準備時間：20 分鐘
每份熱量：415 大卡、11 克蛋白質、14克脂肪、56 克糖

① 將冬粉浸泡在熱水中五分鐘，再將水瀝乾，放在冷水下沖洗，最後再次將水瀝乾。

② 將蔥洗乾淨切成蔥珠，再用蔬果削皮
　 器將紅蘿蔔削成絲狀；甜椒洗乾淨切
　 成長條狀；青花菜去梗，只留下花的
　 部分。將香菜切碎，然後把冬粉和所
　 有蔬菜一起放入碗中拌勻。
③ 製作淋醬：將醬油、米醋、檸檬汁加
　 在一起調勻，然後加入芝麻。把醬汁
　 淋到沙拉上，靜置七分鐘，接著用鹽
　 和黑胡椒調味，最後灑上腰果裝飾。

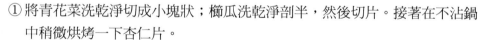

香煎青花菜和櫛瓜

1 朵青花菜、1 根櫛瓜、3 湯匙杏仁片、
　 1 顆紅洋蔥、1 瓣大蒜、1 湯匙椰子油、
　 100 毫升椰奶、1 茶匙百里香、1 茶匙奧勒岡葉、鹽、現磨黑胡椒
兩人份 | 準備時間：20 分鐘
每份熱量：280 大卡、10 克蛋白質、21 克脂肪、9 克糖

① 將青花菜洗乾淨切成小塊狀；櫛瓜洗乾淨剖半，然後切片。接著在不沾鍋
　 中稍微烘烤一下杏仁片。
② 將洋蔥和大蒜去皮，切成小丁狀，然後放入鍋中用椰子油爆香。
③ 在鍋中加入青花菜花和櫛瓜片，兩分鐘後加入椰奶收汁。
④ 在鍋中加入百里香和奧勒岡葉，最後用鹽和黑胡椒調味。上桌前再灑上烤
　 過的杏仁片。

每日練習

　 運動一：海狗趴與下犬式（請見第八十六頁）
　 運動五：後腿部伸展與抬腿（請見第九十四頁）
　 運動八：上臂三頭肌運動與四足跪姿伏地挺身（請見第一百頁）
　 運動十：全身伸展與側棒式（請見第一百零四頁）

第九天

你知道甜菜根可以有效調節血糖嗎？第九天的運動將幫助你持續深呼吸，使血壓恢復正常，身體才能真正放鬆。

紅色能量果昔

150 克甜菜根、1 顆檸檬、1 根香蕉、1 片薑（大約 2 公分）、
200 克綜合莓果、1 把薄荷、300 毫升椰子水
兩杯 | 準備時間：10 分鐘
每份熱量：147 大卡、3 克蛋白質、1 克脂肪、22 克糖

① 將甜菜根洗乾淨去皮，切成小塊；檸檬和香蕉去皮，將果肉切塊；薑切成小塊狀。
② 把所有食材和莓果、薄荷葉一起放入攪拌機。
③ 加入椰子水，打成滑順的果昔，分裝成兩杯，上桌前用薄荷葉點綴。

鷹嘴豆菠菜咖哩

200 克罐裝鷹嘴豆、600 克菠菜苗、1 顆洋蔥、1 片薑（大約 2 公分）、
2 瓣大蒜、2 湯匙椰子油、1 湯匙印度綜合香料、200 毫升椰奶、1 湯匙小茴
香籽、鹽、現磨黑胡椒粉、4 片印度薄脆餅（依喜好而定）

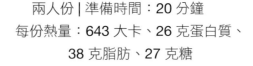

兩人份 | 準備時間：20 分鐘
每份熱量：643 大卡、26 克蛋白質、
38 克脂肪、27 克糖

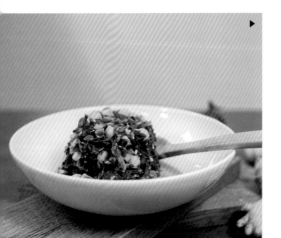

① 將鷹嘴豆瀝乾、洗乾淨、去皮（如有需要）；菠菜洗乾淨、擦乾、切成細條狀；洋蔥、薑、大蒜去皮，切成細末。
② 在平底鍋中加熱椰子油，再把洋蔥、大蒜、薑放入鍋中炒香。

③在鍋中加入印度綜合香料和菠菜，再炒一小段時間。加入椰奶、鷹嘴豆和小茴香籽，繼續煨煮幾分鐘，直到變成想要的濃稠度。最後用鹽和黑胡椒調味，上桌時和印度薄餅一起享用。

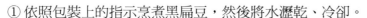

甜菜根紫菊苣義式冷盤

50 克黑扁豆、4 顆甜菜根、2 顆紫菊苣、
4 湯匙紅石榴籽、1 把莓果（例如越橘或覆盆子）
淋醬：2 湯匙初榨橄欖油、4 湯匙檸檬汁、3 湯
匙巴沙米克醋、1 茶匙百里香、鹽、現磨黑胡椒

兩人份 | 準備時間：20 分鐘

每份熱量：360 大卡、13 克蛋白質、12 克脂肪、44 克糖

① 依照包裝上的指示烹煮黑扁豆，然後將水瀝乾、冷卻。
② 製作淋醬：將橄欖油、檸檬汁、巴沙米克醋、百里香一起調勻，再用鹽和黑胡椒調味。
③ 將甜菜根洗乾淨去皮，然後用蔬菜切片器將球莖部分切成細絲狀（最好戴上拋棄式手套）。將紫菊苣洗乾淨，葉子摘下。接著將甜菜根絲和紫菊苣葉放入大盤，灑上黑扁豆、紅石榴籽、莓果，最後淋上醬汁。

每日練習

運動二：臀部訓練與臀橋式（請見第八十八頁）
運動六：胸部伸展與高空跳傘式（請見第九十六頁）
運動九：頸部伸展與反向棒式（請見第一百零二頁）
運動十二：旋轉伸展（請見第一百零八頁）

第十天

　　恭喜你！現在你體內的每個細胞肯定都十分健康。保持下去，好好享受美食，並認真完成每天的運動練習。

椰香小米粥

300 毫升椰米奶、1 茶匙肉桂粉、80 克小米片、½ 顆橘子、1 湯匙紅石榴籽

兩人份 | 準備時間：10 分鐘

每份熱量：200 大卡、5 克蛋白質、3 克脂肪、36 克糖

① 將小米、椰米奶、300 毫升的水和肉桂一起放入醬汁鍋中，然後加入小米片和開火煮滾，接著轉小火煮八分鐘，記得不時攪拌一下，直到小米片吸滿醬汁膨脹為止。

② 將橘子剝皮、切片。享用小米粥前，加上橘子片和紅石榴籽點綴。

酪梨櫛瓜義大利麵

2 根櫛瓜、1 瓣大蒜、2 湯匙橄欖油、200 克紅醬豆腐、6 顆小番茄、鹽、現磨黑胡椒粉、1 顆酪梨、檸檬汁（1 顆）、4 片羅勒葉

兩人份 | 準備時間：25 分鐘

每份熱量：521 大卡、23 克蛋白質、39 克脂肪、14 克糖

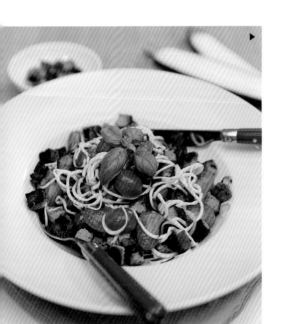

① 將櫛瓜洗淨擦乾，去頭去尾，接著用旋轉式刨絲器將櫛瓜刨成像義大利麵的細絲狀。

② 將大蒜瓣去皮，切成薄片。在平底鍋中熱油，然後加入大蒜爆香。

③ 將豆腐切成丁狀並丟入鍋中；番茄洗乾淨、剖半，再和豆腐一起拌炒兩分鐘。將平底鍋從火源拿開，用鹽和黑胡椒調味。

④將酪梨剖半，去核去皮，果肉切成丁
　狀。將櫛瓜義大利麵放入鍋中拌勻，
　再和酪梨丁一起放入碗中，最後淋上
　檸檬汁並拌勻。
⑤用鹽和黑胡椒調味，最後放上羅勒葉
　裝飾。

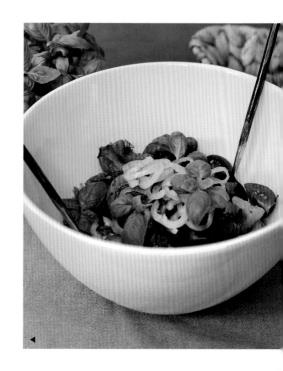

安達盧西亞風味
番茄沙拉

4 顆熟透的牛番茄、½ 顆紅洋蔥、
½ 株羅勒、1 根青椒
莎莎醬：1 顆牛番茄、3 湯匙橄欖油、
2 湯匙蘋果醋、½ 顆紅洋蔥、½ 株羅勒、
1 瓣大蒜、鹽、現磨黑胡椒
兩人份 | 準備時間：25 分鐘
每份熱量：264 大卡、6 克蛋白質、16 克脂肪、17 克糖

① 將番茄洗乾淨，切成不規則塊狀；洋蔥去皮、切丁；羅勒洗淨擦乾，然後
　切碎；青椒洗乾淨，切成圈狀。最後將所有食材放入碗中拌勻。
②製作莎莎醬：將牛番茄洗乾淨、去蒂，然後切成丁狀，與其他食材一同放
　入攪拌機中打成泥狀。
③用鹽和黑胡椒調味，淋在番茄沙拉上。享用前再放上青椒圈和羅勒裝飾。

每日練習

運動一：海狗趴與下犬式（請見第八十六頁）
運動四：大腿伸展與深蹲（請見第九十二頁）
運動七：小腿肚伸展與弓箭步（請見第九十八頁）
運動十一：胸肩伸展與棒式轉體（請見第一百零六頁）

第十一天

　　今天的菜單上有許多富含抗氧化劑的食物，讓你為免疫系統加把勁。你的心情一天比一天好，而且和改變飲食習慣前相比，行動力更卓有進展。

奇亞籽莓果碗

3 湯匙奇亞籽、150 毫升椰米奶、1 根香蕉、100 毫升野櫻莓汁、

150 克新鮮莓果（例如藍莓或覆盆子）

配料：½ 顆梨子、50 克新鮮莓果（依個人喜好）、1 湯匙核桃果仁

一大碗 | 準備時間：10 分鐘。浸泡時間：隔夜或至少 60 分鐘

每份熱量：489 大卡、12 克蛋白質、19 克脂肪、55 克糖

①將奇亞籽泡在椰米奶中，直到吸飽椰奶、膨脹為止。

②將香蕉去皮，和奇亞籽布丁、野櫻莓汁和莓果一起放入攪拌機中打成泥狀。

③將梨子洗淨切片，腰果切碎，在端上桌前灑上莓果和腰果碎片。

北海道檸檬沙拉

½ 顆北海道南瓜、3 湯匙橄欖油、1 茶匙鹽、黑胡椒、

4 瓣帶皮大蒜、2 把羊萵苣

油醋醬：檸檬汁（1 顆）、3 湯匙大豆鮮奶油、1 湯匙茴香籽、2 茶匙第戎芥末醬、鹽、現磨黑胡椒

兩人份 | 準備時間：20 分鐘

每份熱量：246 大卡、3 克蛋白質、20 克脂肪、11 克糖

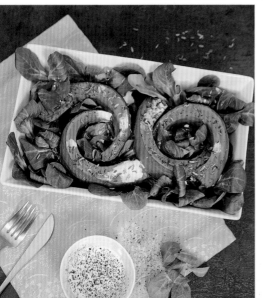

①將南瓜洗乾淨，切成 2 公分厚的片狀，放入碗中並灑上橄欖油和茴香籽，再用鹽和黑胡椒調味、拌勻。

②將南瓜和大蒜一起放入鋪有烘焙紙的烤盤上，以 180 度烤十五分鐘。

③在烤南瓜的同時，將羊萵苣洗乾淨。製作油醋醬：將檸檬汁、大豆鮮奶油、茴香籽、黃芥末醬、黑胡椒均勻攪拌成濃稠狀。

④從烤箱中拿出南瓜，和羊萵苣一起放在盤中。享用前再淋上油醋醬並灑上茴香籽。

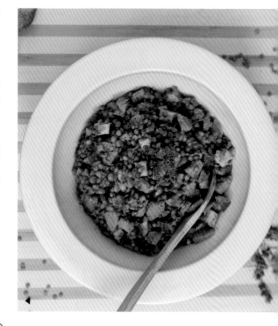

煙燻豆腐扁豆湯

1 顆紅洋蔥、½ 根大蔥、2 根紅蘿蔔、
4 顆馬鈴薯、½ 根歐芹根、2 湯匙菜籽
油、400 毫升蔬菜高湯、150 克棕扁豆、
1 茶匙百里香、1 茶匙馬鬱蘭、200 克煙燻豆腐、鹽、現磨黑胡椒

兩人份 | 準備時間：30 分鐘

每份熱量：584 大卡、39 克蛋白質、12 克脂肪、68 克糖

① 將洋蔥去皮切丁；大蔥徹底洗乾淨並切成珠狀；將紅蘿蔔、馬鈴薯和歐芹根削皮、切丁。

② 在大醬汁鍋中加熱菜籽油，然後將洋蔥丁和蔥珠放入鍋中炒香，接著加入紅蘿蔔、馬鈴薯和歐芹根，再翻炒三分鐘，最後加入蔬菜高湯收汁。

③ 將扁豆、百里香、馬鬱蘭一起放入鍋中，煨煮約二十分鐘。將煙燻豆腐切塊，放入鍋中一起燉煮，最後再用鹽和黑胡椒調味。

每日練習

運動二：臀部訓練與臀橋式（請見第八十八頁）

運動三：脊椎伸展與仰臥起坐（請見第九十頁）

運動六：胸部伸展與高空跳傘式（請見第九十六頁）

運動九：頸部伸展與反向棒式（請見第一百零二頁）

第十二天

　　你現在總算知道什麼叫做活力充沛了。排出體內所有老廢物質後，你是不是也想打掃打掃家裡了？怎麼做可以讓打掃更有效率？沒錯，就是好好運動身體的每個部位。

能量果昔

½ 根小黃瓜、1 顆蘋果、½ 株歐芹、1 顆奇異果、¼ 顆鳳梨、
200 毫升椰子水、1 把冰塊
兩杯 | 準備時間：10 分鐘
每份熱量：133 大卡、2 克蛋白質、1 克脂肪、23 克糖

① 將小黃瓜洗乾淨，蘋果洗淨去核，奇異果和鳳梨去皮，接著把所有水果切成塊狀。將歐芹洗乾淨，和水果、小黃瓜一起放入攪拌機。
② 加入椰子水和冰塊，打成濃稠滑順狀，分裝至兩個玻璃杯。

薄荷紫米沙拉

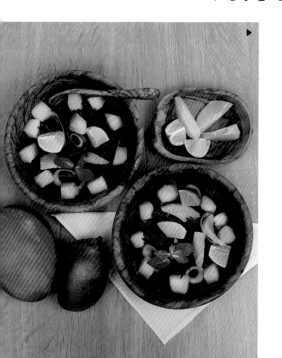

200 克紫米、1 顆芒果、2 顆橘子、
1 株薄荷、1 顆紅洋蔥、鹽、
現磨黑胡椒粉、2 顆萊姆
淋醬：2 湯匙橄欖油、2 湯匙醬油、
橘子汁（1 顆）、2 茶匙第戎芥末醬
兩人份 | 準備時間：25 分鐘
每份熱量：703 大卡、13 克蛋白質、
15 克脂肪、119 克糖

① 將紫米依包裝上的指示煮熟並瀝乾；芒果削皮、去核並切成丁狀；橘子去皮、剝片。
② 將薄荷洗淨切碎，紅洋蔥去皮並切成細圈狀。將紫米、洋蔥、橘子、芒果

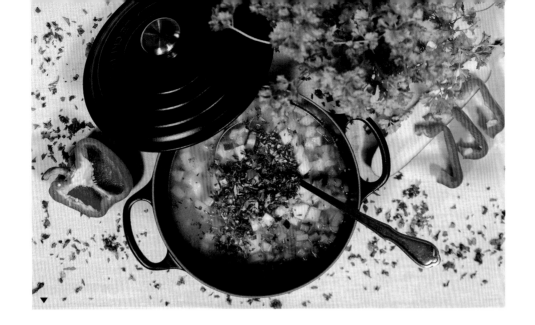

　　放入碗中拌勻，最後放上薄荷並用鹽和黑胡椒調味。

③ 製作淋醬：將橄欖油、醬油、橘子汁、黃芥末醬一起調勻，然後淋在紫米
　　沙拉上拌勻。最後將萊姆切成四等分，和沙拉一起端上桌。

彩色義大利蔬菜湯

1 根蔥、1 根櫛瓜、1 根紅蘿蔔、2 顆甜椒、100 克馬鈴薯、1 顆塊根芹、

1 湯匙椰子油、1 升蔬菜高湯、1 把歐芹葉、鹽、黑胡椒

兩人份 | 準備時間：30 分鐘

每份熱量：198 大卡、7 克蛋白質、6 克脂肪、23 克糖

① 將櫛瓜和紅蘿蔔洗乾淨並切成小塊狀；甜椒去蒂去籽，洗淨後一樣切成小
　　塊狀；蔥切成細珠；馬鈴薯和塊根芹削皮洗淨，然後切丁。

② 在醬汁鍋中熱油，大火快炒蔬菜，三分鐘後加入高湯收汁，再燉煮十五分
　　鐘。接著加入切碎的歐芹，最後用鹽和黑胡椒調味。

每日練習

　　運動四：大腿伸展與深蹲（請見第九十二頁）

　　運動五：後腿部伸展與抬腿（請見第九十四頁）

　　運動七：小腿肚伸展與弓箭步（請見第九十八頁）

　　運動十二：旋轉伸展（請見第一百零八頁）

第十三天

　　今天是排毒日。不如享受一下三溫暖或按摩吧？保證不枉此行。你可以在練習前去，讓身體做好準備，或練習結束後去，順便放鬆緊繃的肌肉。

草莓隔夜燕麥

80 克細燕麥、1 茶匙奇亞籽、1 茶匙亞麻籽、1 茶匙肉桂粉、
200 毫升杏仁奶、1 把草莓、1 湯匙杏仁碎片
兩大碗 | 準備時間：5 分鐘。浸泡時間：8 小時（隔夜）。
每份熱量：238 大卡、8 克蛋白質、8 克脂肪、28 克糖

① 前一晚：將燕麥、奇亞籽、亞麻籽、肉桂、杏仁奶放入碗中拌勻，蓋上保鮮膜，放入冰箱冰一晚。
② 隔天早上：從冰箱中拿出隔夜燕麥，均勻攪拌，分裝到小碗中，最後灑上草莓和杏仁碎片。

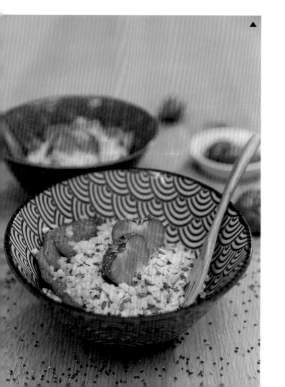

馬鈴薯濃湯

500 克馬鈴薯、200 克製作高湯的蔬菜（大蔥、紅蘿蔔、塊根芹、歐芹）、
600 毫升蔬菜高湯、1 茶匙肉豆、鹽、現磨黑胡椒
兩人份 | 準備時間：25 分鐘
每份熱量：185 大卡、6 克蛋白質、1 克脂肪、35 克糖

① 將馬鈴薯去皮、洗淨切丁；製作高湯的蔬菜洗乾淨；紅蘿蔔和塊根芹削皮並切丁；大蔥剖半切塊；歐芹切碎。

②在醬汁鍋中加熱蔬菜高湯，再加入馬
鈴薯、大蔥、紅蘿蔔和歐芹，蓋上鍋
蓋煮十五分鐘，然後加入一半歐芹。
用攪拌棒將湯攪至濃稠滑順狀，也可
以保留一些馬鈴薯塊。
③用鹽和黑胡椒為濃湯調味，上桌前再
灑上剩餘的歐芹。

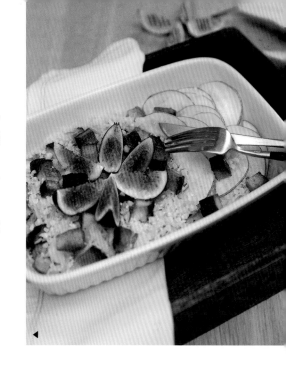

煙燻豆腐酸菜梨子沙拉

200 克煙燻豆腐、1 湯匙菜籽油、200 克酸菜、2 顆梨子、
3 湯匙杏仁碎片、2 顆無花果
淋醬：2 湯匙蘋果醋、3 湯匙橄欖油、3 湯匙蘋果汁、
1 湯匙龍舌蘭蜜、鹽、現磨黑胡椒
兩人份 | 準備時間：25 分鐘
每份熱量：570 大卡、22 克蛋白質、35 克脂肪、37 克糖

①將煙燻豆腐切丁，在平底鍋中加油煎至酥脆。用篩子瀝乾德國酸菜，梨子
洗淨去核，切成薄片。
②製作淋醬：將蘋果醋、橄欖油、蘋果汁、龍舌蘭蜜一起調勻，再用鹽和黑
胡椒調味。
③將酸菜梨子沙拉和淋醬加在一起拌勻，接著灑上杏仁碎片，最後將無花果
切成四瓣，點綴在沙拉上。

每日練習

運動三：脊椎伸展與仰臥起坐（請見第九十頁）
運動六：胸部伸展與高空跳傘式（請見第九十六頁）
運動八：上臂三頭肌運動與四足跪姿伏地挺身（請見第一百頁）
運動十一：胸肩伸展與棒式轉體（請見第一百零六頁）

第十四天

　　恭喜，你完美達成首次十四天間歇性斷食計畫。現在可以大肆慶祝了！想邀朋友同樂嗎？那就按照菜單為要來的訪客多準備幾人份的美食吧。讓大家感染你成功的喜悅。今天不用做運動，好好感受身體的修復過程，完成最後的收尾。

奇亞籽巧克力香蕉布丁

6 湯匙奇亞籽、1 湯匙裸食可可粉、300 毫升米奶

配料：1 根香蕉、50 毫升米奶、2 湯匙可可粉

兩杯 | 準備時間：10 分鐘。浸泡時間：隔夜或至少60 分鐘

每份熱量：341 大卡、10 克蛋白質、15 克脂肪、34 克糖

① 將奇亞籽和可可粉一起拌入米奶，分裝至兩個杯子，放入冰箱冰一晚；或放置至少六十分鐘，讓奇亞籽吸飽米奶、膨脹。

② 配料：將香蕉與米奶打成泥狀，均勻倒入兩個布丁杯，最後以可可粉點綴。

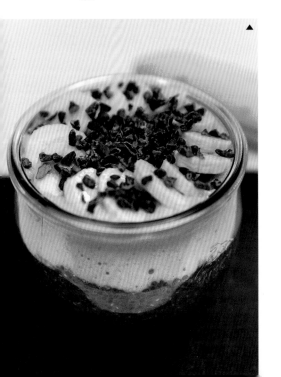

酪梨芒果沙拉

1 顆酪梨、1 根小黃瓜、1 顆芒果、
1 株香菜、1 茶匙辣椒粉、鹽、
檸檬汁（1 顆）、1 湯匙橄欖油

兩人份 | 準備時間：20 分鐘

每份熱量：325 大卡、4 克蛋白質、
18 克脂肪、30 克糖

① 將所有食材洗乾淨，然後將酪梨、小黃瓜、芒果去皮切丁，放入碗中。將香菜切碎並放入碗中。

② 在碗中灑上辣椒粉和一點鹽，接著加入檸檬汁和橄欖油拌勻，試試味道。

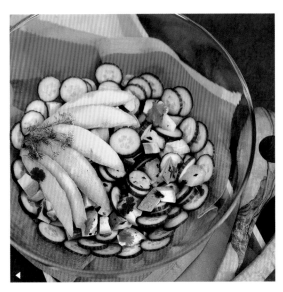 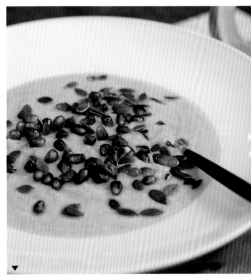

薑香椰奶紅蘿蔔濃湯

1 顆小紅洋蔥、1 片薑（約 2 公分）、400 克紅蘿蔔、1 湯匙椰子油、
200 毫升椰奶、400 毫升蔬菜高湯、鹽、現磨黑胡椒

配料：南瓜籽和紅石榴籽

兩人份 | 準備時間：20 分鐘

每份熱量：336 大卡、4 克蛋白質、28 克脂肪、16 克糖

①將洋蔥去皮，切成小丁，薑去皮，切成細末，紅蘿蔔洗淨削皮，切成小
　塊。

②在大鍋中加熱椰子油，然後加入洋蔥丁炒香，接著加入薑末和紅蘿蔔丁，
　稍微翻炒一下。

③在鍋中加入椰奶和蔬菜高湯收汁，煮滾後再燉十五分鐘，接著用攪拌機將
　湯打成泥狀。

④最後用鹽和黑胡椒調味，上桌前再加入南瓜籽和紅石榴籽。

每日練習

感受自己的呼吸和成功的喜悅吧！

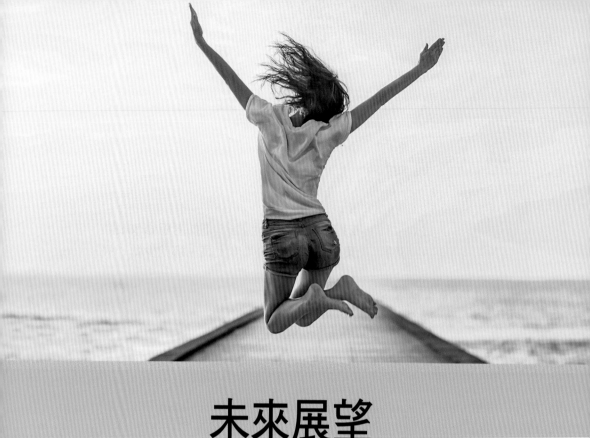

未來展望

　　你的身體在過去十四天經歷了巨大轉變。你現在為自己的健康奠定了穩固基礎，身體的器官和組織啟動了全新機制，且會持續運作多年。身體就像經歷了一場春季大掃除或重新裝潢，有些部分甚至可說是打掉重練或徹底改造。

　　但這與重建房屋有些不同，工程會在某個時間點結束，而你為身體注入的全新生命力，會讓它帶著滿滿動力，持續向回春的終極目標邁進。

健康的渦輪

　　請繼續維持良好的生活模式，你吃下的東西將對身體的健康活力帶來深遠影響。身體經過十四天純蔬食飲食的洗禮，已經徹底恢復健康。建議你在YouTube 上觀看麥克‧葛雷格（Michael Greger）的「食療聖經」（How Not to Die）演講。這場八十分鐘的演講能讓你更有動力和動機長時間實踐間歇性斷食。除了最初排毒的不舒適感，間歇性斷食對你應該沒有任何壞處，這

是我在多年執業經驗中，從患者身上見證的事實。

由你決定

你沒有任何理由不繼續執行十四天全面升級計畫。如果你身患痼疾、體重過重或壓力過大，就更應該堅持下去。

不過，如果你在過去十四天內過得十分痛苦，不妨考慮修改細節，讓自己能夠保持愉悅的心情；如果你覺得練習的強度太高，那就少做一些，但一定還是要運動！或如果你實在太想吃肉、起司或其他動物性產品，每天深受折磨，那就吃吧，不要覺得愧疚！重點是要知道自己在做什麼，並且樂在其中。

按部就班達成目標

計畫越詳盡越好，你可以根據過去一週的經驗來安排下週的執行細節，最好的規畫時間是星期日吃完晚餐之後。每週做好規畫，你就比較不會因為突然想吃東西而破戒，也更能按部就班向目標邁進。就算某幾天沒有按計畫進行，也不需要因此絕望，如果當下只能取得不健康的食物，就算是我們的祖先也會妥協的。身體能夠應付許多突發狀況，只要方向正確、持續朝目標前進就好。在飲食部分，最好九成五都是蔬食，盡可能攝取新鮮食材，量不要太大，糖能免則免；運動方面，盡可能找時間去做就對了。聽起來是不是超簡單？

順帶一提，你隨時可以獲得我們的協助。只要上我們經營的兩個 YouTube 頻道「疼痛專家」（Schmerzspezialisten）和「健康須知」（So geht Gesundheit），觀看近七百部與營養、健康和全身運動主題的相關影片，保證好玩有趣，還可獲得許多實用資訊。歡迎造訪！

致謝

　　首先，我要感謝我的先生羅蘭、兩個兒子朱利安和勞爾，每次我發現任何對身體有益的方法，他們都會和我一起嘗試。我也要謝謝我的患者，從我剛開始擔任營養師，就不吝給我莫大的信任，讓我能堅持到現在。也謝謝我的朋友，他們總是不厭其煩聽我述說患者的成功經驗。

　　當然，也要謝謝每位幫助我的老師。最後，我最感謝的是克勞斯‧萊茲曼醫生，德國基森大學營養科學系的前系主任，他在大約二十年前和我一起擔任「Fit for Life」運動諮詢委員會的成員。時至今日，他還是耐心地回答我的所有問題，並在我太躁進，或是對自己的成功經驗抱以太大希望，但還沒取得穩固根基時，提醒我謹言慎行。他一再向我保證，根據他的研究顯示，間歇性斷食療法的方向正確，可以改善患者健康，而其他風行一時的飲食療法（例如石器時代或原始人飲食原則）終將退燒，因為這些方法遲早會對健康產生負面影響。

　　除此之外，我由衷感謝已經辭世的盧卡斯‧穆勒教授（Prof. Lukas Möller），他曾擔任法蘭克福大學身心醫學系主任，早在二十年前就十分肯定我提出的療法，也因為他，我得以接任其教職，在法蘭克福大學講授健康與營養課程。此外也感謝其他老師們，拜讀他們針對相關主題發表的著作，使我獲得無數寶貴知識。

　　最後也最重要的，我要感謝我的身體和「內在醫生」，它們從不拐彎抹角，是我最值得信賴的夥伴。

附錄一：十四天採買清單

最健康且符合永續概念的食材，
就是來自有機農場和當地農夫種植的新鮮蔬果。新鮮現採的最棒！
為了讓你更輕鬆地規畫每週採買活動，
我們為你準備了斷食兩週的購物清單。

第一週

水果

蘋果、香蕉、芒果、柳橙各 3 顆
梨子、萊姆、燈籠果各 2 顆
草莓、燈籠果、葡萄各 200 克
莓果 250 克（任何種類）
藍莓 400 克
葡萄柚 1 顆
哈密瓜 150 克
檸檬 6 顆

蔬菜

茄子、茴香球莖、小黃瓜、蔥各 2 根
香菜、水芹各 2 株
薄荷、小胡蘿蔔、歐芹各 2 株
蒔蘿 1 株
花椰菜、羅勒、羊萵苣、紫甘藍各 1 把的量
大頭菜、甜椒、紫菊苣各 1 顆
毛豆、半風乾番茄各 100 克
牛番茄、大蒜各 4 大顆
小番茄 24 顆

薑 1 片（約 6 公分）
酪梨 3 顆
菠菜苗 600 克
蘑菇 5 顆
馬鈴薯 1 公斤
胡蘿蔔 8 根
小甜椒 4 顆
番薯 300 克
紅洋蔥 6 顆

第二週

水果

鳳梨、紅石榴、奇異果各 1 顆

蘋果、無花果、萊姆、芒果各 2 顆

香蕉 4 根、梨子、柳橙各 4 顆

莓果 250 克（任何種類）

黑莓、草莓、藍莓、覆盆莓各 1 把的量

檸檬 5 顆

蔬菜

酪梨 3 顆

小番茄 3-4 顆

羅勒、歐芹葉各 1 株

菠菜苗 600 克

花椰菜 2 顆（各 500 克）

羊萵苣 2 把的量

新鮮番茄 5 顆

蔥 2 根

小顆北海道南瓜 1 顆

薑 1 片（約 8 公分）

馬鈴薯、胡蘿蔔各 1 公斤

大蒜球莖 1 顆

塊根芹 1 顆

香菜、薄荷各 2 株

大蔥 1/2 根

小甜椒 4 顆

紫菊苣 2 棵

中等大小的甜菜根 300 克

小黃瓜 2 根

青椒 1 顆

製作高湯的蔬菜 200 克

歐根芹 1/2 根

櫛瓜 1 根

洋蔥 1 棵

紅洋蔥 5 顆

附錄二：食物儲藏櫃

以下是為十四天計畫準備的食材。如果你喜歡本書的食譜，
也想繼續執行佩特拉・布拉赫特醫學博士獨創的間歇性斷食法，
食物櫃就一定少不了它們。

常備食物

龍舌蘭蜜
楓糖漿
爆莧菜籽
野櫻莓汁
黑扁豆
腰果
奇亞籽
醋泡小黃瓜
蔓越莓乾
蔬菜高湯
冬粉
枸杞
細燕麥
榛果
小米片
蜂蜜
鷹嘴豆（玻璃罐裝）
椰奶
椰子粉
椰子水
南瓜籽
綜合穀物野米
亞麻籽
棕色扁豆
杏仁奶（無糖）

杏仁片／杏仁碎片
印度薄餅
松子
藜麥（彩色／白色）
煙燻豆腐
米
椰米奶
紫米
德國酸菜
嫩豆腐
白芝麻／黑芝麻
大豆鮮奶油
豆腐
紅醬豆腐
核桃果仁

辛香料／調味料

辣椒粉
咖哩粉
第戎芥末醬
茴香籽
印度綜合香料
可可碎片
可可粉末
酸豆
小茴香籽
薑黃粉

馬鬱蘭
肉豆蔻
奧勒岡葉
現磨黑胡椒粉
鹽
黃芥末醬（辣）
醬油
是拉差香甜辣椒醬（亞
洲超市）
百里香
香草莢
肉桂粉

醋和油

蘋果醋
巴沙米克醋
白巴沙米克醋
白醋
榛果油
椰子油
麻油
橄欖油
菜籽油
米醋

國家圖書館出版品預行編目資料

16/8間歇性斷食聖經 / 佩特拉・布拉赫特（Petra Bracht）著；史碩
　怡譯. -- 初版. -- 臺北市：商周出版：家庭傳媒城邦分公司發行,
　民108.06
　面；　公分

　譯自：Intervallfasten Für ein langes Leben - schlank und gesund

　ISBN 978-986-477-682-5 (平裝)

　1.斷食療法

418.918　　　　　　　　　　　　　　　　　　108008315

16/8 間歇性斷食聖經

原 著 書 名／Intervallfasten: Für ein langes Leben-schlank und gesund
作　　　者／佩特拉 布拉赫特（Dr. Petra Bracht）
譯　　　者／史碩怡
企畫選書人／林宏濤
責 任 編 輯／梁燕樵

版　　　權／黃淑敏、林心紅
行 銷 業 務／莊英傑、李衍逸、黃崇華
總　編　輯／楊如玉
總　經　理／彭之琬
發　行　人／何飛鵬
法 律 顧 問／元禾法律事務所　王子文律師
出　　　版／商周出版
　　　　　　　台北市 104 民生東路二段 141 號 9 樓
　　　　　　　電話：(02) 25007008　傳真：(02)25007759
　　　　　　　E-mail：bwp.service@cite.com.tw
　　　　　　　Blog：http://bwp25007008.pixnet.net/blog
發　　　行／英屬蓋曼群島商家庭傳媒股份有限公司城邦分公司
　　　　　　　台北市中山區民生東路二段 141 號 2 樓
　　　　　　　書虫客服服務專線：(02)25007718；(02)25007719
　　　　　　　服務時間：週一至週五上午 09:30-12:00；下午 13:30-17:00
　　　　　　　24 小時傳真專線：(02)25001990；(02)25001991
　　　　　　　劃撥帳號：19863813；戶名：書虫股份有限公司
　　　　　　　讀者服務信箱：service@readingclub.com.tw
　　　　　　　城邦讀書花園：www.cite.com.tw
香港發行所／城邦（香港）出版集團有限公司
　　　　　　　香港灣仔駱克道 193 號東超商業中心 1 樓
　　　　　　　E-mail：hkcite@biznetvigator.com
　　　　　　　電話：(852) 25086231 傳真：(852) 25789337
馬新發行所／城邦（馬新）出版集團【Cite (M) Sdn. Bhd.】
　　　　　　　41, Jalan Radin Anum, Bandar Baru Sri Petaling,
　　　　　　　57000 Kuala Lumpur, Malaysia.
　　　　　　　Tel: (603) 90578822 Fax: (603) 90576622
　　　　　　　Email: cite@cite.com.my

封 面 設 計／李東記
排　　　版／極翔企業有限公司
印　　　刷／高典印刷事業有限公司
經　銷　商／聯合發行股份有限公司
　　　　　　　電話：(02) 2917-8022 Fax: (02) 2911-0053
　　　　　　　地址：新北市 231 新店區寶橋路 235 巷 6 弄 6 號 2 樓

■ 2019 年（民 108）6 月初版 1 刷　　　　　　　　　Printed in Taiwan
■ 2022 年（民 111）4 月 6 日初版 4.1 刷
定價 380 元
Published originally under the title "Intervallfasten" by Dr. Petra Bracht, ISBN 978-3-8338-6540-4

GU

城邦讀書花園
www.cite.com.tw

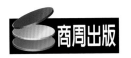商周出版

廣 告 回 函
北區郵政管理登記證
北臺字第000791號
郵資已付，免貼郵票

104　台北市民生東路二段141號2樓

英屬蓋曼群島商家庭傳媒股份有限公司城邦分公司　收

- -

請沿虛線對摺，謝謝！

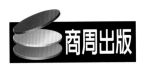商周出版

| 書號：BK5147 | 書名：16/8間歇性斷食聖經 | 編碼： |

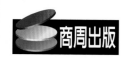商周出版

讀者回函卡

感謝您購買我們出版的書籍！請費心填寫此回函卡，我們將不定期寄上城邦集團最新的出版訊息。

姓名：＿＿＿＿＿＿＿＿＿＿＿＿＿＿＿＿＿＿＿＿＿＿ 性別：□男 □女

生日：西元＿＿＿＿＿＿年＿＿＿＿＿＿月＿＿＿＿＿日

地址：＿＿＿＿＿＿＿＿＿＿＿＿＿＿＿＿＿＿＿＿＿＿＿＿＿

聯絡電話：＿＿＿＿＿＿＿＿＿＿＿＿ 傳真：＿＿＿＿＿＿＿＿＿＿＿

E-mail：

學歷：□ 1. 小學 □ 2. 國中 □ 3. 高中 □ 4. 大學 □ 5. 研究所以上

職業：□ 1. 學生 □ 2. 軍公教 □ 3. 服務 □ 4. 金融 □ 5. 製造 □ 6. 資訊

□ 7. 傳播 □ 8. 自由業 □ 9. 農漁牧 □ 10. 家管 □ 11. 退休

□ 12. 其他＿＿＿＿＿＿＿＿＿＿＿＿＿＿＿＿＿＿

您從何種方式得知本書消息？

□ 1. 書店 □ 2. 網路 □ 3. 報紙 □ 4. 雜誌 □ 5. 廣播 □ 6. 電視

□ 7. 親友推薦 □ 8. 其他＿＿＿＿＿＿＿＿＿＿＿＿＿＿＿＿

您通常以何種方式購書？

□ 1. 書店 □ 2. 網路 □ 3. 傳真訂購 □ 4. 郵局劃撥 □ 5. 其他＿＿＿＿

您喜歡閱讀那些類別的書籍？

□ 1. 財經商業 □ 2. 自然科學 □ 3. 歷史 □ 4. 法律 □ 5. 文學

□ 6. 休閒旅遊 □ 7. 小說 □ 8. 人物傳記 □ 9. 生活、勵志 □ 10. 其他

對我們的建議：＿＿＿＿＿＿＿＿＿＿＿＿＿＿＿＿＿＿＿＿＿＿

＿＿＿＿＿＿＿＿＿＿＿＿＿＿＿＿＿＿＿＿＿＿＿＿＿＿＿＿＿

＿＿＿＿＿＿＿＿＿＿＿＿＿＿＿＿＿＿＿＿＿＿＿＿＿＿＿＿＿